Il mio quaderno

per scelta sani

Progetto grafico: Cinzia Chiari

Redazione e impaginazione: Studio Newt, Firenze

Tutte le immagini sono di: © Trueffelpix / Adobe Stock
tranne pagg. 13, 14, 26, 96 Studio Newt, Firenze

Avvertenza. Si ricorda che la scelta e la prescrizione di una giusta terapia come di un piano dietetico spettano esclusivamente al medico curante, che può anche valutare eventuali rischi collaterali (quali intossicazioni, intolleranze e allergie). Notizie, preparazioni, ricette, suggerimenti contenuti in questo volume hanno carattere puramente informativo e non terapeutico. Pertanto gli Autori e l'Editore non sono responsabili per eventuali danni o incidenti derivanti dall'utilizzo di queste informazioni senza il necessario controllo medico (autodiagnosi, autoprofilassi, autoterapia e così via).

www.giunti.it

Via Bolognese 165 - 50139 Firenze - Italia
Piazza Virgilio 4 - 20123 Milano - Italia
Prima edizione: maggio 2017

MISTO
Carta da fonti gestite in maniera responsabile
FSC® C016466
FSC www.fsc.org

Stampato presso Lito Terrazzi srl, stabilimento di Iolo

LIANA ZORZI
GIAN PAOLO BARUZZI

BELLEZZA ANTIAGING

DEMETRA

Sommario

Sommario

Sommario

Sommario

Premessa

Sei tra coloro che pensano che bellezza faccia rima con giovinezza? Noi no. Anzi, per noi bellezza non fa rima con età ma con cura e attenzione, benessere e sani stili di vita.

Da questa convinzione nasce il quaderno di bellezza antiaging, perché quando si parla di bellezza, diversa dal fascino e dai canoni estetici – ma chi decide cosa è bello, se non ciascuno di noi in base al proprio gusto? –, si dovrebbe intendere sempre rispetto e amore per se stessi e per uno degli organi più importanti del nostro corpo, quello con cui ci presentiamo e percepiamo il mondo.

Attenzione: avere una bella pelle, e quindi godere della sua/nostra bellezza – quanto è gratificante guardarsi allo specchio e dirsi: "Mica male per la mia età!" – non è un privilegio di pochi. In questo quaderno troverai svelati molti consigli pratici e tante informazioni utili, di solito circolanti solo all'interno dei congressi medici o degli ambulatori dei medici estetici, per comprendere la tua pelle: come si modifica nel tempo, perché e quando invecchia troppo e male, ma soprattutto cosa fare per ridarle bellezza in modo naturale e senza bisogno di coprirla.

Buona lettura!

1. Conosci la tua pelle

Come tutti gli altri organi, anche la pelle ha bisogno di particolari attenzioni. Conoscerla ti aiuterà a comprenderla, rispettarla e darle ciò di cui ha bisogno. Ma vediamo che cosa c'è sotto la pelle.

A ciascuno il suo *skin design*

Il paragone può sembrare azzardato, ma prova a pensare a uno di quei dolci di *cake design* così belli da togliere il fiato, perfettamente ricoperti da uno strato di pasta di mandorle che uniforma gli strati sottostanti di creme e pan di spagna.

Se hai mai provato a realizzare uno di questi capolavori, sai che la torta, prima di essere rivestita con la pasta di mandorle, non ha quel "wow factor" che la rende poi così esteticamente bella.

Ecco, la pelle è proprio questo: il rivestimento di *skin design* personalizzato realizzato ad arte, di colore e sfumature diversi, attraverso il quale ci presentiamo agli altri, ci guardiamo allo specchio e facciamo esperienza del mondo.

Un rivestimento unico, di spessore variabile tra 0,5 e 4 millimetri, perfettamente aderente ai tuoi tessuti, che **si estende per circa 2 metri quadrati** e pesa tra 8 e 10 chili: un organo complesso con funzioni di protezione e difesa, in continuo scambio con il mondo esterno.

Anche se spesso noi ci concentriamo solo sull'aspetto esteriore della pelle, esso ci dice molto anche su **ciò che accade sotto.**

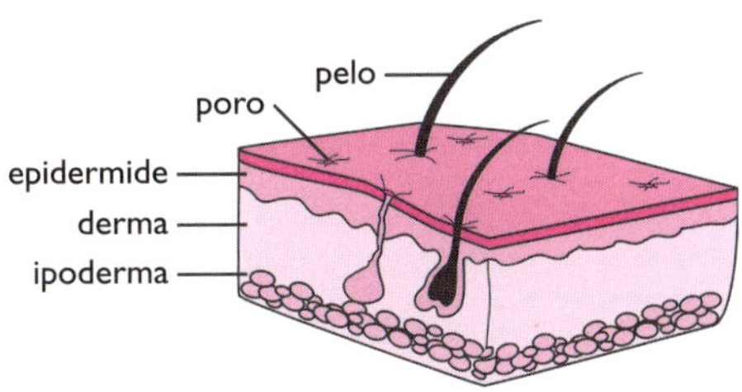

LO SAI CHE...

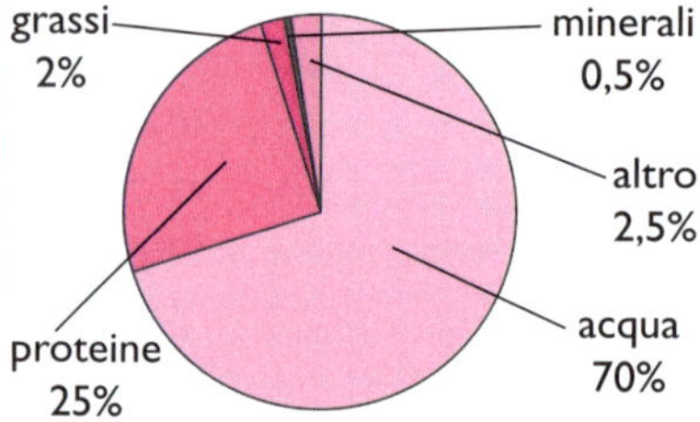

La pelle sana di un individuo adulto è composta soprattutto di acqua (70%). Questa percentuale, più alta nei neonati, diminuisce fisiologicamente con l'età fino a essere sensibilmente più bassa negli anziani.

Cosa c'è sotto la pelle?

Gli artisti del *cake design* non rivelerebbero mai tutti i segreti dei loro capolavori; noi invece vogliamo metterti a parte di cosa c'è sotto la pelle. Perché quello che c'è sotto influenza molto il risultato finale, cioè quello che si vede all'esterno. Ma iniziamo procedendo dallo strato più esterno della pelle, proprio quello che ora puoi vedere e toccare, chiamato "epidermide".

Epidermide

L'epidermide è lo **strato più esterno e sottile** della pelle, con uno spessore che varia da 0,07 a 1,4 millimetri, e ha la funzione di **barriera** tra interno ed esterno. Ma come fa un rivestimento così sottile di cellule ad essere tanto resistente? Grazie a cinque strati di quattro tipi diversi di cellule.

Perché lo stress si sfoga sulla pelle?

All'inizio della vita, dopo la fecondazione, si formano tre foglietti: ectoderma, mesoderma, endoderma. Dall'ectoderma si formano sia l'epidermide sia il sistema nervoso. Sarà per questo motivo che la pelle è anche l'organo di sfogo preferenziale dello stress e delle patologie ad esso correlate? Certamente è una delle spiegazioni, soprattutto se si pensa che, spesso, alcune patologie cutanee anche se curate non guariscono, perché la terapia topica (cioè locale) non è sufficiente a risolvere il problema di disequilibrio nervoso che ne è all'origine.

Derma

Uniti ma profondamente diversi, derma ed epidermide hanno origini, struttura e anche funzioni differenti. Un complesso e intricato mix di cellule e fibre che, in soli 3-4 mm di spessore, fornisce alla pelle il **nutrimento**, grazie ai vasi sanguigni, l'**idratazione**, grazie alla riserva d'acqua, e l'**impalcatura**, grazie a collagene ed elastina, che rendono la pelle elastica, compatta e tonica a tal punto da adattarsi alle grandi modifiche del corpo come la crescita, la gravidanza, l'effetto yo-yo del peso.

Perché se tiri la pelle non si spezza?

La risposta è nella presenza di due importanti tipi di fibre che hanno la funzione di garantire alla pelle elasticità e resistenza alla trazione:

- **Collagene**: proteine speciali che, organizzate in fasci di fibre, permettono alla pelle di resistere a grandi trazioni.
- **Elastina**: prodotta dai fibroblasti, si struttura come un reticolo di cellule che, intrecciate alle fibre di collagene, conferiscono al derma robustezza, resistenza, sostegno ed elasticità.

Entrambi i tipi di fibre sono immerse in una sostanza gelatinosa, per lo più composta da acido ialuronico che lega le molecole di acqua e idrata la pelle facendola apparire sana e luminosa.

Ipoderma

Anche se solo un paio di millimetri ci separano dal mondo esterno, la pelle si presenta già come una struttura meravigliosamente concepita. Nell'ipoderma si trovano le riserve di grasso, gli **adipociti**, che costituiscono un isolante termico: per questo motivo anche se all'esterno è freddo o caldo, il nostro organismo mantiene internamente sempre una temperatura costante…
a patto di essersi presi ben cura della salute della nostra pelle.

Acqua, il primo "nutrimento" della pelle

Ovviamente la pelle non ha solo bisogno di acqua per mantenersi giovane, bella e in salute. Tuttavia, se ad ogni età della pelle corrispondono necessità di nutrimento diverse, **di acqua la pelle ha bisogno nel corso di tutta la vita**. Infatti, anche se il primo effetto visivo della perdita di liquidi è di tipo estetico, perché la pelle disidratata perde anche elasticità – ricordi? elastina, collagene e fibroblasti vivono in una sostanza gelatinosa ricchissima di acqua –, diventa ruvida e secca al tatto, si desquama, prude e possono comparire rughe, in realtà dall'acqua dipende anche la preservazione della funzione di barriera da parte della pelle.

Molte sono le possibili cause di disidratazione dell'epidermide:

- invecchiamento (*aging*)
- uso eccessivo o scorretto di detergenti e saponi
- ridotta umidità nell'ambiente esterno
- aumento della temperatura
- esposizione al sole
- azione di sostanze chimiche (sapone, cloro, alcol denaturato)
- patologie dell'organismo
- alterazione dell'equilibrio fisiologico che regola umidità, disidratazione, produzione di sebo

Il derma ha bisogno di acqua

Il 70% di tutta l'acqua della pelle è trattenuto nel derma, che è una riserva d'acqua per tutto l'organismo. Tuttavia:

- se l'organismo è disidratato, **dal derma viene prelevata l'acqua** e anche la pelle si disidrata;
- l'**esposizione ai raggi UV (sole) altera le strutture del derma,** che non sono più in grado di trattenere l'acqua determinando un invecchiamento della pelle;
- sudorazione, traspirazione e alte temperature esterne non alterano la riserva d'acqua **se si beve a sufficienza.**

CALCOLA DI QUANTA ACQUA HA BISOGNO LA TUA PELLE OGNI GIORNO

Peso corporeo .... kg x 30 ml = ... ml di acqua
(1000 ml = un litro)

Esempio: Peso corporeo 63 kg x 30 ml = 1.890 ml di acqua = 1,890 litri

IDRATA LA TUA PELLE

Segui questo programma per 15 giorni. Fai una foto del tuo viso e un check della pelle di tutto il corpo, prima di iniziare e al termine di ogni settimana. Vediamo se ci sono cambiamenti.

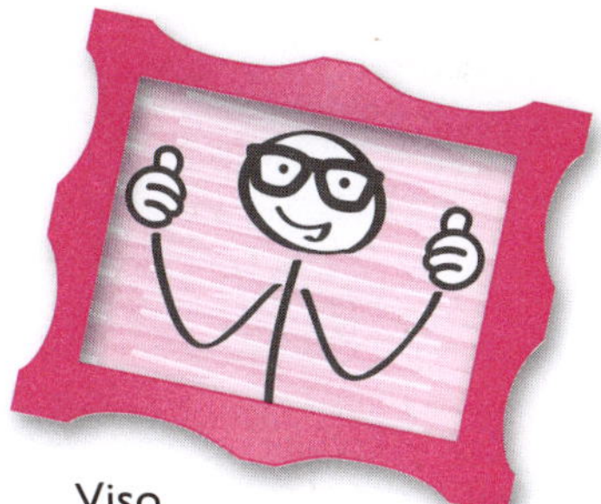

PRIMA DI INIZIARE
Cosa vedo sulla mia pelle?

Gambe/braccia/addome

- ☐ pelle secca
- ☐ desquamazione

Viso

- ☐ sensazione di secchezza
- ☐ desquamazione
- ☐ rughe sottili

La pelle del viso è:

- ☐ luminosa
- ☐ levigata
- ☐ opaca
- ☐ spenta
- ☐ turgida
- ☐ sottile
- ☐ sono presenti piccoli brufoli

Programma di idratazione della pelle

Ogni giorno, per due settimane, segui questo schema e metti una X quando bevi l'acqua:

al risveglio: un bicchiere di acqua (circa 250 ml)	SÌ	NO
prima di colazione: un bicchiere di acqua	SÌ	NO
dopo colazione: un bicchiere di acqua	SÌ	NO
metà mattina: un bicchiere di acqua	SÌ	NO
prima di pranzo: un bicchiere di acqua	SÌ	NO
dopo pranzo: un bicchiere di acqua	SÌ	NO
metà pomeriggio: un bicchiere di acqua	SÌ	NO
prima di cena: un bicchiere di acqua	SÌ	NO
dopo cena: un bicchiere di acqua	SÌ	NO

Nota: i bicchieri di acqua non sostituiscono tisane, tè, centrifugati ma si intendono in aggiunta.

DOPO UNA SETTIMANA
Cosa vedo sulla mia pelle?

Gambe/braccia/addome

- ☐ pelle secca
- ☐ desquamazione

Viso

- ☐ sensazione di secchezza
- ☐ desquamazione
- ☐ rughe sottili

La pelle del viso è:

- ☐ più luminosa
- ☐ più soda e spessa
- ☐ turgida
- ☐ con meno brufoli
- ☐ levigata
- ☐ nessun cambiamento

DOPO DUE SETTIMANE

Cosa vedo sulla mia pelle?

Gambe/braccia/addome

- ☐ pelle secca
- ☐ desquamazione

Viso

- ☐ sensazione di secchezza
- ☐ desquamazione
- ☐ rughe sottili

La pelle del viso è:

- ☐ più luminosa
- ☐ levigata
- ☐ meno brufoletti
- ☐ turgida
- ☐ più soda e spessa
- ☐ nessun cambiamento

Se non è cambiato nulla, la tua pelle potrebbe aver bisogno di qualcosa in più della semplice idratazione. Prosegui la lettura e scopri quali altri nutrimenti fanno bene alla tua pelle.

L'importanza del NMF

A lungo sottovalutato, il cosiddetto NMF (Natural Moisturizing Factor), cioè il fattore idratante naturale, è un mix di sostanze solubili in acqua che si trovano sulla superficie della pelle per proteggerla, mantenere il giusto grado di umidità, evitare l'eccessiva disidratazione e quindi mantenerla elastica e sana. Basta lavare le mani con acqua e sapone oppure fare il bagno per percepire che qualcosa sulla nostra pelle è cambiato. Una delle pratiche fondamentali della moderna cosmesi funzionale consiste proprio nel riportare, con prodotti restitutivi contenenti NMF ricostruito, questa miscela idratante sulla superficie epidermica.

QUIZ A CHE COSA SERVE LA PELLE?

Arrivati a questo punto, dovresti aver imparato qualcosa in più sulla pelle. Metti una X sulle risposte che ti sembrano esatte (sono possibili risposte multiple). Quali sono le funzioni della pelle?

1. **Protezione.**
   La pelle protegge:

- ☐ da agenti patogeni e nocivi (microbi, batteri)
- ☐ dalle aggressioni esterne (inquinamento, traumi)
- ☐ dalle altre persone
- ☐ da agenti chimici

2. **Sensibilità.**
   Grazie alle terminazioni nervose, oltre al tatto, la pelle percepisce:

- ☐ variazioni di temperatura (caldo, freddo, tiepido)
- ☐ variazioni di pressione
- ☐ ipoglicemia
- ☐ vibrazioni
- ☐ dolore
- ☐ perdita di energia

3. **Controllo.**
   La pelle ha funzione di controllo:

- ☐ della perdita di sali (elettroliti) con la sudorazione
- ☐ della temperatura interna (preserva le dispersioni di calore)
- ☐ della perdita di liquidi (disidratazione)
- ☐ della perdita di grasso cutaneo

4. **Attrazione sessuale.**
   L'attrazione sessuale si ha grazie a:

- ☐ assenza di rughe
- ☐ colore (pigmentazione)
- ☐ tatuaggi

RISPOSTE ESATTE

1. **La pelle protegge...**
   da agenti patogeni e nocivi (microbi, batteri) e dalle aggressioni esterne (inquinamento, traumi);
2. **La pelle percepisce...**
   variazioni di temperatura (caldo, freddo, tiepido), variazioni di pressione, vibrazioni, dolore;
3. **La pelle ha funzione di controllo...**
   della perdita di sali (elettroliti) con la sudorazione, della temperatura interna (preserva le dispersioni di calore), della perdita di liquidi (disidratazione);
4. **L'attrazione sessuale si ha grazie al...**
   colore (pigmentazione).

50 sfumature di... pelle

Non possiamo stabilire quante siano le sfumature di colore della pelle degli esseri umani. Di una cosa siamo certi: anche tra individui della stessa etnia, **il colore della pelle dipende da molte variabili** come lo spessore dello strato corneo, la vascolarizzazione, l'emoglobina circolante nel sangue, l'invecchiamento cutaneo, l'esposizione al sole, la melanina.

Il colore, inoltre, **non è sempre omogeneo in tutto il corpo**: alcune aree possono essere più chiare o più scure, possono essere presenti macchie cutanee (**discromie**), alcune di tipo ereditario come le lentiggini e i nei, altre dovute a terapie ormonali, altre ancora dovute a un'eccessiva esposizione ai raggi UV (**fotoaging**). In particolare la **melanina**, localizzata tra derma ed epidermide, ha la funzione di regolare il colore della pelle e di proteggerla dai raggi solari UVA e UVB. Infatti, quella che noi chiamiamo abbronzatura, in realtà è la reazione difensiva della melatonina. Tutte queste differenze, che si manifestano in base alle diverse sfumature di colore della pelle, dei capelli e della reazione ai raggi solari, costituiscono il **fototipo**.

DI CHE FOTOTIPO SEI?

Non sottovalutare il tuo fototipo, poiché conoscerlo significa già agire per contrastare l'invecchiamento della pelle dovuto ai raggi ultravioletti.

Rispondi alle domande e metti una X su tutte le caratteristiche che ti corrispondono. Pronto a scoprire di che fototipo sei?

Colore dei capelli

☐ Rossi = 0 ☐ Biondi = 1
☐ Castani = 2 ☐ Neri = 3

Colore degli occhi

☐ Verde/azzurro chiaro = 0 ☐ Verde o azzurro = 1
☐ Marrone chiaro = 2 ☐ Marrone scuro = 3 ☐ Nero = 4

Colore della pelle

☐ Bianco latte = 0 ☐ Chiaro = 1
☐ Mediamente chiaro = 2 ☐ Olivastro = 3
☐ Scuro = 4 ☐ Nero = 5

Dopo l'esposizione al sole hai lentiggini?

☐ Molte su viso e corpo = 0 ☐ Poche, solo sul viso = 1 ☐ No = 2

Al sole ti scotti?

☐ Sempre = 0 ☐ Spesso = 1
☐ Di rado = 2 ☐ Mai = 3

Ti abbronzi?

☐ Mai = 0 ☐ A fatica e ci vuole molto tempo = 1
☐ Dopo qualche giorno = 2 ☐ Dopo poche ore = 3

Somma i punteggi corrispondenti a ciascuna **X** e in base al risultato verifica qual è il tuo fototipo. Da questo dipende anche il tipo di protezione solare che devi usare per aiutare la melanina a proteggere la tua pelle dai danni del sole. **SPF (Sun Protection Factor)** è la sigla del fattore di protezione solare, il cui valore indica la capacità protettiva della crema nei confronti dei raggi solari.

RISULTATI

Da 0 a 2 punti: SEI FOTOTIPO 1 – usa sempre protezione solare alta SPF 50+, e non ridurre la protezione finché ti esponi al sole

Da 3 a 7 punti: SEI FOTOTIPO 2 – usa sempre protezione alta, SPF tra 30 e 50+, e non ridurre la protezione finché ti esponi al sole

Da 8 a 12 punti: SEI FOTOTIPO 3 – inizia con una protezione medio-alta, SPF 25/30/50+, per poi diminuire gradualmente dopo i primi giorni di esposizione al sole con SPF 20/15

Da 13 a 17 punti: SEI FOTOTIPO 4 – inizia con una protezione media, SPF 25/ 20; potresti poi diminuire gradualmente dopo i primi giorni di esposizione al sole con SPF 15/10

Da 18 a 19 punti: SEI FOTOTIPO 5 – generalmente potresti usare una protezione bassa, SPF 10/6

20 punti: SEI FOTOTIPO 6 – generalmente potresti usare una protezione bassa, SPF 10/6

Protezione o filtri solari?

C'è chi pensa siano la stessa cosa e chi invece crede siano due differenti fattori che devono essere sempre presenti nelle creme solari. In effetti un fattore presuppone l'altro, poiché non c'è protezione senza filtro e non c'è filtro che non protegga. Esistono due tipi di filtri:

- **filtri fisici**: si tratta di composti che grazie alla loro opacità schermano la pelle dagli ultravioletti nocivi. Il più usato è il biossido di titanio che puoi trovare nelle creme solari con il nome di Titanium Dioxide. Garantiscono una lunga protezione e non inducono fotosensibilizzazione, cioè non provocano la comparsa di macchie o eritemi;

- **filtri chimici**: si tratta di molecole in grado di assorbire in modo selettivo i raggi ultravioletti; questi filtri sono specifici, per esempio contro i soli UVB o i soli UVA, e sono in grado di assorbire l'energia degli ultravioletti, che verrà poi rilasciata come calore. L'uso eccessivo può portare a fotosensibilizzazione.

Anche se non sempre la tecnologia cosmetica è così avanzata da permettere il solo utilizzo dei filtri fisici, tuttavia nelle creme solari più moderne i due filtri, fisico e chimico, vengono spesso associati per garantire un più ampio spettro di protezione contro UVA e UVB, così da ridurre anche i rischi di fotosensibilizzazione.

Perché la pelle si macchia?

Qualunque sia il tuo fototipo, la protezione solare è importante per prevenire il principale tumore della pelle, il **melanoma**, ma anche per evitare che nel tempo la pelle si macchi in zone in cui è maggiore la produzione di melanina da parte dei melanociti, cioè le cellule che sintetizzano questa molecola. Le macchie possono comparire per lo più in aree come viso, decolleté e mani, cioè le zone in cui si presentano più frequentemente anche le lentiggini e le cosiddette macchie senili.

Schiarire le macchie: non sempre la natura aiuta

Se la tua pelle presenta già delle macchie cutanee, sappi che è possibile schiarirla senza danneggiarla. Prima di passare ai consigli, però, vediamo insieme come funziona questo processo. "Schiarire la pelle" significa agire localmente per ridurre la quantità di melanina prodotta dai melanociti.

Tre passi per schiarire le macchie

1. proteggere la pelle con filtri solari anti UV
2. usare molecole in grado di inibire la produzione di melanina
3. esfoliare gli strati superficiali dell'epidermide

Esistono molecole schiarenti di origine sintetica, contenute in prodotti che agiscono efficacemente bloccando il processo di produzione di melanina da parte dei melanociti. L'idrochinone è stato il capostipite delle molecole

ad azione schiarente. La sua azione sui melanociti aveva un effetto più rapido sulle zone con le macchie rispetto al resto della cute, anche se non immediato. Oggi l'idrochinone non viene più utilizzato nei cosmetici, a vantaggio di altre molecole schiarenti.
Vediamo quali sono e come agiscono le principali molecole che contrastano il processo di produzione della melanina. Questi prodotti sono ad uso medico, perciò **evita il fai da te**.

Principali molecole schiarenti

Arbutina

È una molecola ben tollerata dalla cute (non è irritante) che viene usata a dosaggi che variano dall'1 al 10%. Solubile in acqua, deve essere applicata in associazione ad agenti stabilizzanti come il sodio metabisolfito.

Acido Cogico o Kojico

Leggermente irritante subito dopo l'applicazione sulla pelle, viene usato a dosaggi che variano dall'1 al 3%. Solubile in acqua, deve essere usato in associazione ad agenti chelanti di metalli pesanti.

Acido Kojico dipalmitato

È la forma liposolubile dell'acido Kojico. È stabile e non irritante per la pelle.

Acido Azelaico

Già usato per i prodotti antiacne e antisebo, non è fotosensibilizzante e ha una buona tollerabilità cutanea su pelle integra.

Probabilmente avrai sentito parlare anche di numerosi estratti di piante ad effetto schiarente di cui però non riportiamo l'elenco, perché spesso non è chiaro il loro meccanismo d'azione o il principio attivo che svolge l'attività di depigmentazione della pelle. Meglio non rischiare di trovare la pelle sensibilizzata, colorata o irritata da sostanze di cui non siamo sicuri.

2. Nutrire e idratare la pelle

La pelle è l'**organo più esteso del nostro corpo**, e lo ricopre permettendone il movimento grazie alla sua struttura elastica e avvolgente. È la **prima barriera** contro batteri e sostanze nocive, mantiene la temperatura corporea, e protegge dal caldo e dal freddo attraverso la sudorazione, ed è uno degli organi deputati all'eliminazione delle tossine.

Il pH di una pelle sana

In chimica il pH indica il grado di acidità o di basicità di una soluzione. Il pH della pelle, cioè il suo livello di acidità, è la prima linea difensiva contro batteri e funghi ostili. Il pH della pelle umana può arrivare anche a 7, ma il suo **valore ideale è compreso tra 4,2 e 5,6**. Le **variazioni di pH** dipendono da:

- area del corpo
- tipo di pelle
- stagione
- sudorazione
- sesso
- fasi del ciclo mestruale
- flora batterica
- cosmetici e detergenti usati

Se il pH della pelle è alto, e quindi va verso il neutro, aumenta il rischio di sviluppare infezioni della pelle; al contrario, un pH tendente al lievemente acido è in grado di bloccare lo sviluppo delle infezioni. Cosmetici **regolatori del pH** possono aiutare a riportare la pelle verso il suo equilibrio ideale.

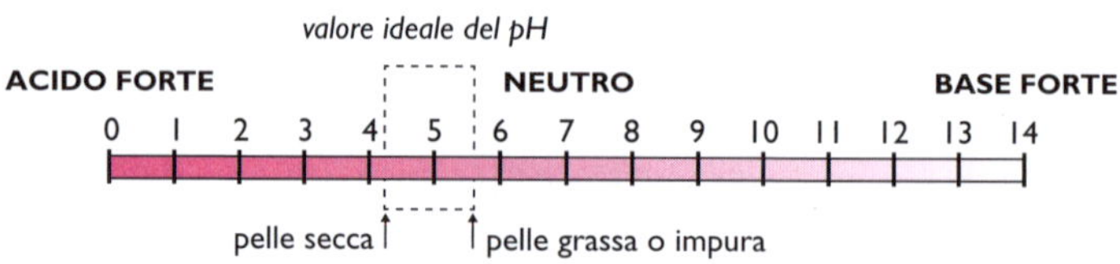

Diversi tipi di pelle

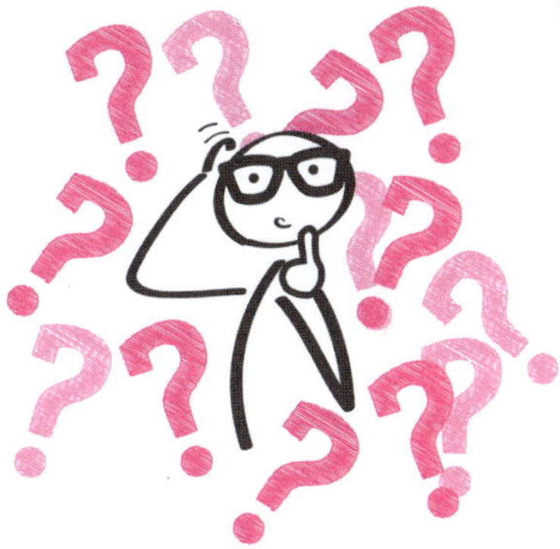

La pelle non è mai solo **normale, secca** o **grassa**. Può essere secca sulle guance e grassa sul mento; può essere normale sul corpo, grassa sulla fronte, secca intorno al naso… potremmo andare avanti ancora con le combinazioni ma non è lo scopo di questo libro.

Quindi, ecco la sintesi estrema dei tipi di pelle: se non ti riconosci in nessuno di questi significa che hai la **pelle mista.**

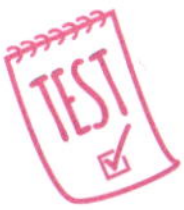

CHE TIPO DI PELLE HAI?

Metti una X su tutte le caselle che ti sembra si riferiscano alla tua pelle. Maggiore è il numero delle X in uno dei tre tipi di pelle, più la tua pelle rientrerà in una di queste macro-categorie; se invece il numero delle X è distribuito nei tre tipi di pelle, il tuo tipo di pelle potrebbe essere misto.

Il tipo di pelle può variare nell'arco della vita in base a stili di vita, alterazioni ormonali, ciclo mestruale ecc. Il test ti aiuterà a capire come prenderti cura della tua pelle fin dalla detersione, magari cambiando prodotto quando cambia la tua pelle.

Pelle normale

- ☐ liscia e luminosa
- ☐ non presenta pori dilatati o visibili
- ☐ giusto spessore: non è sottile, non è spessa
- ☐ produzione equilibrata di sebo: non presenta zone lucide
- ☐ buona microcircolazione: non si evidenziano capillari, arrossamenti o pallori
- ☐ molto elastica: se ti dai un "pizzicotto", la pelle torna subito alla normalità

Pelle secca

- ☐ opaca
- ☐ screpolata
- ☐ ruvida
- ☐ rugosa
- ☐ pori dilatati
- ☐ si evidenzia desquamazione (come una spolverata di farina)
- ☐ poco elastica: se dai un pizzicotto, resta grinzosa per qualche attimo

Pelle grassa

- ☐ lucida e dall'aspetto untuoso
- ☐ impura: punti neri o brufoletti
- ☐ colorito spento e grigiastro
- ☐ ruvida
- ☐ pori dilatati, acne o cicatrici da acne

Ora che sai che tipo di pelle hai, e che potrebbe variare – esegui il test anche più volte all'anno – è importante capire anche di quali nutrienti ha bisogno la pelle. Quante volte, infatti, ti è capitato di guardarti allo specchio e pensare che la tua pelle andasse nutrita o idratata? **Idratare** e **nutrire** sono spesso usati come sinonimi in relazione alla pelle, perché una pelle nutrita risulta anche idratata. Ma per sapere se la pelle ha bisogno di essere nutrita basta osservare i segni di invecchiamento precoce: pelle assottigliata, rughe, perdita di tonicità. In questi casi la pelle va arricchita di sostanze che la rendano elastica, vellutata, bella.

Conosci l'**importanza dell'acqua** per il derma e per l'epidermide, cioè l'importanza di bere la giusta quantità di acqua ogni giorno, vediamo insieme l'**importanza delle creme** e di altri prodotti di pulizia e cosmesi.

TEST

HAI LA PELLE GRASSA? SCOPRI IN 2 MOSSE SE È VERO

1. Prendi una velina da trucco pulita o un fazzoletto di seta o di cotone.
2. Premi sul viso per qualche secondo.

RISULTATO

Se sulla velina ci sono tracce umide e untuose hai la pelle grassa.

Perché lo stress rende grassa la pelle ovvero perché lo stress mi fa venire i brufoli?

In condizioni normali la pelle produce il **sebo**, una pellicola impermeabile che fuoriesce dai **follicoli piliferi** e serve a limitare i danni di tanti agenti esterni, come polvere, inquinamento, vento, sole ecc., sulla pelle.

Invece, in situazioni di stress, la produzione di alcuni ormoni come il **cortisolo**, che vengono secreti in maggiori quantità in questi casi, è responsabile anche dell'alterazione nella produzione del sebo.

Quando ciò accade, il sebo diventa troppo spesso e ceroso e ostacola la traspirazione della pelle, che diventa grassa, mentre i follicoli piliferi si occludono creando un ambiente favorevole allo sviluppo di microbi: ecco come nasce il **brufolo**.

Alcuni dei fattori che alterano la produzione di sebo non sono modificabili (per esempio l'età), ma anche le abitudini alimentari possono influenzare il tipo di pelle:

Adolescenza

In questo periodo della vita le ghiandole seborroiche producono più sebo.

Ereditarietà

Anche le caratteristiche della pelle si trasmettono dai genitori ai figli.

Squilibri ormonali

Gravidanza, giorni pre-mestruali ecc.

Cattiva alimentazione

Junk food e cibi raffinati.

Come avrai capito, alla pelle servono nutrimento e idratazione, oltre a corretti stili di vita e a un buon sonno per mantenersi bella e sana.

A ogni pelle il suo detergente

LA PROVA DEL DISCHETTO

Questo semplice test viene meglio se non sei truccata. Provalo anche sul partner, ne resterà stupito.

1. Prendi un dischetto di cotone per rimuovere il trucco.
2. Inumidiscilo con poco latte detergente o struccante.
3. Passalo sulla fronte.

Cosa vedi?

A. Se sei truccata: tracce di trucco, ovviamente.
B. Se non sei truccata: tracce di colore grigio: sono un mix di sebo e polvere che, anche con le finestre di casa chiuse, si accumula ogni giorno sulla nostra pelle.

Se vivi in città è più probabile che la prova del dischetto ti abbia lasciata "a bocca aperta" a causa della maggior presenza nell'aria di polvere e smog, che si depositano sulla superficie della pelle. Ovunque tu viva, però, la pelle va sempre pulita prima di essere nutrita e idratata.

Ecco alcuni consigli per scegliere con consapevolezza i detergenti più adatti alla tua pelle:

- **pelle secca, sensibile o con fragilità capillare**: LATTE DETERGENTE + TONICO. Il tonico dovrebbe essere addolcente, mentre solo in caso di pori dilatati è consigliabile quello astringente.
- **pelle normale o mista:** SOLUZIONE MICELLARE. È certamente la soluzione più veloce in alternativa a latte detergente e tonico insieme.

- **pelle delicata (o per zone del viso sensibili, come occhi e labbra)**: MOUSSE DETERGENTE. Si spalma delicatamente sul viso e poi si sciacqua con acqua. Efficace anche per rimuovere il make-up.
- **tutti i tipi di pelle**: SALVIETTINE STRUCCANTI. Da usare solo in casi di emergenza, non ogni giorno. Dopo averle usate, è opportuno sciacquare il viso con acqua perché lasciano sulla pelle i tensioattivi, cioè le sostanze detergenti che servono per rimuovere il trucco: altrimenti è come insaponarsi il viso e non sciacquarsi.
- **pelle normale con tendenza a secca**: CREMA DETERGENTE. È un prodotto molto delicato, simile al latte detergente ma un po' più cremoso, da massaggiare sul viso, inclusi contorno occhi e labbra, e poi risciacquare.
- **pelle normale o mista con pori dilatati o pelle grassa in zona T (fronte-naso-mento)**: GEL DETERGENTE. Privo di sostanze grasse, è molto efficace anche sulle pelli miste con tendenza all'acne. Risciacquare sempre dopo averlo massaggiato sulla pelle.
- **pelli miste**: CREMA DETERGENTE ESFOLIANTE. Spesso si tratta di prodotti che contengono anche acido glicolico o salicilico, oltre a granuli che, sfregando sulla pelle, hanno azione esfoliante. Meglio evitare labbra, contorno occhi e lati del naso e risciacquare sempre con abbondante acqua per eliminare ogni traccia dei granuli.

QUIZ QUALE PRODOTTO USARE PRIMA?

Ora che sai quale prodotto è più adatto alla tua pelle, prima di parlare di creme, mettiti alla prova con un breve quiz. Qui sotto trovi un elenco dei prodotti per la cura della pelle: devono essere usati secondo un ordine preciso. Qual è la sequenza corretta? Numera da 1 a 5.

- ○ CREMA VISO/OCCHI
- ○ TONICO
- ○ DETERGENTE
- ○ ESFOLIANTE
- ○ SIERO VISO/OCCHI

RISPOSTE

Non importa se hai invertito qualche passaggio: lo scopo è infatti imparare a prenderti cura al meglio della tua pelle e mantenerla sana, bella e giovane.

Di seguito, la sequenza corretta:

1. DETERGENTE

Indipendentemente dall'età e dal tipo di pelle, la detersione della pelle è il primo e fondamentale punto di partenza. Va eseguita di mattino e di sera anche se non ti trucchi. L'efficacia della detersione è migliore con prodotti specifici per la propria pelle.

2. ESFOLIANTE

Quando serve, meglio di sera, l'esfoliazione deve avvenire dopo la detersione e non in sostituzione della pulizia della pelle. La versione più soft dell'esfoliazione si chiama scrub e, a seconda del tipo di pelle, se è normale o grassa, si può fare anche una volta alla settimana; ogni due settimane o meno frequentemente in caso di pelle secca.

3. TONICO

Dopo la detersione o l'esfoliazione, è il momento di usare il tonico, meglio **senza alcol** per evitare di seccare troppo la pelle, per aiutare a rimuovere anche gli ultimi residui di impurità, oltre a ripristinare l'equilibrio del pH. Non sostituisce il detergente.

4. SIERO VISO/OCCHI

Va sempre usato prima della crema idratante, e va lasciato agire almeno 10 minuti prima di passare alla crema, perché il siero contiene piccole molecole di principi attivi che devono penetrare nella pelle in profondità. Non sostituisce la crema.

5. CREMA VISO/OCCHI

Per ultima si applica la crema su viso e occhi. Per gli occhi è preferibile usare creme apposite perché la pelle è più sensibile.

Si fa presto a dire "crema"

Se dalla tua crema per il viso o per il corpo cerchi idratazione e nutrimento, ecco come districarsi tra le centinaia di prodotti diversi che magnificano questo o quel nutriente. Innanzitutto, idratare e nutrire la pelle vuol dire arricchire la parte più esterna della pelle, cioè il cosiddetto **film idrolipidico,** costituito da acqua e grassi che sostengono la funzione di protezione della pelle, con sostanze umettanti e gelificanti. Le sostanze **umettanti** sono composti che hanno proprio lo scopo di mantenere il giusto grado di umidità nel prodotto (senza farlo seccare) e anche sulla pelle, idratandola.

Non tutte le creme sono uguali: alcune usano formule "standardizzate", altre invece sono personalizzate, cioè preparate su ricetta medica in farmacia e usano formule "galeniche" per contenere solo gli ingredienti di cui la tua pelle ha più bisogno.

Ora, ti chiediamo: usi una crema per idratare o nutrire la tua pelle? No, non andare ancora a vedere cosa contiene la tua crema, poiché difficilmente una crema idratante non è anche nutriente, e viceversa: l'unica differenza consiste nella **concentrazione di sostante nutrienti o umettanti** contenute in ciascun tipo di crema.

Cosa deve contenere una buona crema idratante

Ecco, ora dovresti prendere la tua crema abituale e guardare se contiene un'alta percentuale di queste sostanze ad azione idratante e umettante:

- pantenolo (pro-vitamina B5)
- sali minerali
- *Aloe barbadensis* o il suo estratto (sul foglietto potrebbero essere indicati come: polisaccaridi, acemannano)
- glicerina
- allantoina
- estratti vegetali: hanno azione idratante indiretta perché trattengono le molecole di acqua dall'umidità ambientale
- acido ialuronico
- urea

Cosa deve contenere una buona crema nutriente

Perché una crema sia nutriente deve contenere **sostanze grasse ed emollienti** che, reintegrando il film idrolipidico della pelle, ripristinano anche in modo efficace la sua funzione di barriera. Hai scelto una buona crema nutriente se contiene un'alta percentuale di:

- **cere vegetali ad alto contenuto di ceramidi**: cera d'api, lanolina, cera di carnauba, olio di jojoba
- **vitamine liposolubili**: vitamina E (nel foglietto lo trovi come Tocopheryl Acetate), vitamina F (che nel foglietto trovi come Linoleic Acid, Linolenic Acid)
- **acidi grassi polinsaturi**
- **oli e burri vegetali**: contengono una quota di grassi (insaponificabili) che si miscelano perfettamente con la componente lipidica della pelle. La lista è lunga, ma i più preziosi sono:
  - olio di argan
  - olio di macadamia
  - olio di borragine
  - olio di albicocca
  - burro di karithe
  - olio di oenothera o enotera
  - olio di semi di ribes nero (alta percentuale di grassi buoni per la pelle)
  - olio di rosa mosqueta
  - olio di oliva (alta percentuale di grassi buoni per la pelle)
  - olio di avocado (alta percentuale di grassi buoni per la pelle)
  - burro di cacao (alta percentuale di grassi buoni per la pelle)

Attenzione:

- gli oli applicati in purezza sulla pelle non sono idratanti
- con pelle secca fanno più fatica ad essere assorbiti dallo strato esterno della pelle (strato corneo)
- non vanno usati per lunghi periodi applicati direttamente sulla pelle
  Se li usi, e solo per brevi periodi, inumidisci la pelle prima di applicarli

CHE COSA CONTIENE LA TUA CREMA ABITUALE?

Dopo aver visto tutto quello che serve in un buon prodotto nutriente e idratante, fai subito una verifica e **controlla gli ingredienti** della tua crema: basta leggere il foglietto illustrativo contenuto nella scatola.
L'hai buttato? Niente paura, trovi le informazioni sul web digitando nome, marca e tipo di crema.

Cosa hai scoperto?
Puoi dire di usare
una buona crema?

SÌ NO

Se la risposta è no, prova a cambiare prodotto seguendo i consigli che ti abbiamo dato, vedrai che la tua pelle ti ringrazierà!

CONSIGLI *Olio di semi di ribes nero*

Tra tutti gli oli, quello di semi di ribes nero è particolarmente adatto per pelle mista, acneica, pelle secca o con couperose perché migliora il microcircolo, riduce l'infiammazione e ha anche un blando effetto cortisonico, tanto da essere conosciuto anche come cortisone naturale. Come l'olio di borragine e di enotera, è ricco in **acidi grassi polinsaturi** Omega-3 e Omega-6, che mantengono idratata ed elastica la pelle perché controllano l'evaporazione dell'acqua dall'epidermide.

Mai sentito parlare di... parabeni?

Da qualche anno si è iniziato a parlare dei possibili pericoli legati all'uso di parabeni, conservanti presenti in molti prodotti cosmetici, creme dermatologiche, dentifrici, colliri, deodoranti, prodotti per la cura e l'igiene personale, e, insospettabilmente, anche in condimenti pronti per insalate e altri cibi a lunga conservazione. I parabeni vengono usati in questi prodotti per eliminare il rischio di contaminazione da parte di microrganismi patogeni. Ma perché puntare il dito sui parabeni? Tutto è iniziato dall'osservazione che l'uso di alcuni deodoranti era associato, in certe donne, al cancro al seno. Anche se ad oggi non esiste ancora uno studio chiaro sulla correlazione tra cancro e parabeni, gran parte dei paesi europei ha iniziato a regolamentarne la concentrazione riducendo l'uso di parabeni a 0,4% per ciascun parabene, che non deve superare lo 0,8% quando nei prodotti cosmetici sono presenti più parabeni. Nonostante la regolamentazione, in Danimarca i parabeni sono vietati nei prodotti per bambini e molti laboratori cosmetici hanno scelto di sostituire i parabeni con altri conservanti, dichiarandolo nelle etichette dei prodotti che diventano *paraben free*. Spesso però i cosmetici senza parabeni contengono altri tipi di conservanti, come i composti alogeno-organici (MDBGN) e sostanze non sempre innocue, poiché attualmente non segnalate nella lista dei conservanti nocivi solo per mancanza di ulteriori prove scientifiche.

⚠ *Attenzione*: leggere bene l'etichetta

Conservanti alternativi ai parabeni considerati sicuri sono:

- sorbati
- benzoati
- benzylalcool
- oli essenziali
- acido deidroacetico

Ancora più sicuro sarebbe usare prodotti in dispenser o in formulazioni monouso, in maniera da ridurre al minimo l'utilizzo dei conservanti.

3. L'invecchiamento della pelle

Famosa la frase dell'attrice Anna Magnani (1908-1973), che disse a un suo truccatore sul set: "Lasciami tutte le rughe, non me ne togliere nemmeno una. Ci ho messo una vita a farmele venire".

Amare le proprie rughe non è da tutti, e talvolta è difficile accettarne la comparsa. Ma siamo mai davvero pronti ad accettare che la nostra pelle invecchi? Alcuni sostengono che dovremmo imparare a farlo, ma questo non esclude il prendersi cura della propria pelle. Infatti, come ti prendi cura della salute del tuo cuore, dell'intestino o del cervello, perché mai non dovresti prenderti cura anche della pelle?

Come hai visto fin qui, la pelle è un organo complesso, ama l'acqua e soprattutto ti può dare tante soddisfazioni se la tratti bene. Purtroppo, per quanto scienziati e ricercatori stiano cercando di capire se si può arrestare il processo di invecchiamento, almeno fino al momento in cui stiamo scrivendo, **le rughe sono inevitabili,** così come gli "effetti della gravità" sulla pelle di tutto il corpo.

In attesa di un futuro in cui non invecchieremo – e per capire se ne vale la pena ti consigliamo di vedere un film del 1999 con Robin Williams, *Il Centenario (Bicentennial Man)* –, per mantenere una bella pelle e una bellezza naturale ad ogni età della nostra vita ci sono diverse cose da fare e da sapere.

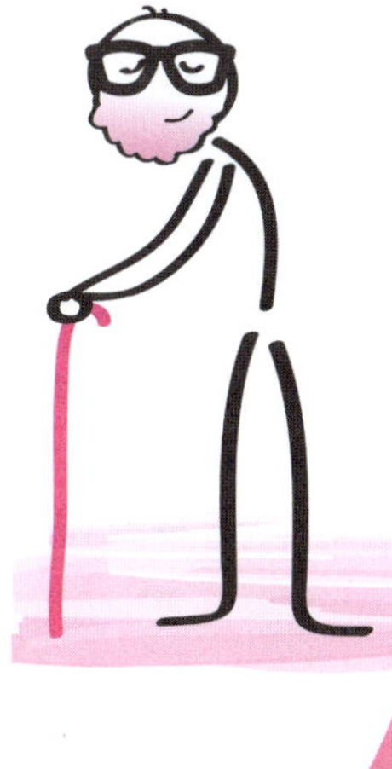

Cosa significa invecchiare

Senza entrare nel merito del significato filosofico, psicologico e sociale, invecchiare potrebbe essere definito come il **progressivo decadimento del corpo.**

Alcuni esperti lo spiegano come un conto alla rovescia che si innesca ad un certo punto della nostra vita e che modifica il funzionamento e la struttura degli organi e della pelle.

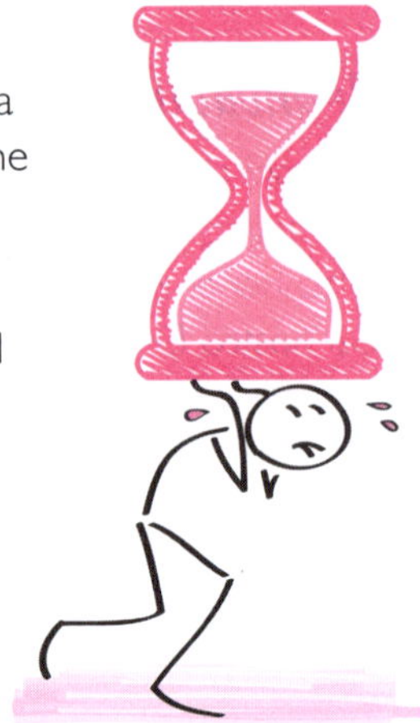

Cosa fa partire il *count down*? E lo si può fermare? Nel 2015, alcuni ricercatori americani hanno scoperto i **1.500 geni responsabili dell'invecchiamento**, che non sono tutti attivi nello stesso modo e alla stessa età.

Significa che alcune persone, per motivi che scoprirai nei prossimi capitoli, si mantengono più giovani di quanto in realtà siano.

Si chiama "**età biologica**", che può essere diversa da quella cronologica determinata dall'età, ed esprime l'età delle tue cellule misurata in base al loro funzionamento.

Il processo di invecchiamento

Invecchiare è un processo, lento e progressivo, che si manifesta attraverso due principali fenomeni:

1. Perdita fisiologica di:
   - acqua – la pelle diventa più secca e disidratata
   - elasticità – la pelle è più rigida
   - tono – la pelle tende a "cedere"

2. Comparsa di:
   - rughe – solchi più o meno profondi sulla pelle
   - macchie – in alcune zone compaiono macchie senili più scure rispetto al resto della pelle
   - ipercheratosi – ispessimento di alcune zone della pelle (i calli, per esempio)
   - teleangectasie – piccoli capillari che possono comparire sul viso

Cronoaging

Gli anni che passano identificano un tipo di invecchiamento chiamato *cronoaging* (appunto, "dipendente dall'età"), che inizia a 25 anni (hai letto bene! 25...) e comprende l'insieme di modificazioni programmate dal nostro DNA. Hai superato lo shock? È vero che il nostro DNA è programmato a innescare il "processo di invecchiamento cellulare" già a 25 anni, ma in assenza di scorretti stili di vita o malattie, l'**invecchiamento progredisce in modo** così **lento e continuo** in tutto il corpo che non ce ne accorgiamo almeno fino a 40 anni. Questo significa che la pelle ci concede molti anni per prenderci cura di lei, trattarla bene, aiutarla a invecchiare in modo naturale, in salute e in bellezza.

Invecchiare, dal punto di vista della pelle, significa ridurre:

La capacità di produrre alcune cellule importanti, come quelle della membrana basale, cioè una speciale lamina di divisione tra vari tipi di tessuti (pelle, muscoli, nervi ecc.), che diminuendo fanno diventare la pelle più sottile.

L'attività dei melanociti, che producendo meno melanina fanno sì che a "una certa età" sia più facile scottarsi al sole, oppure che producendone troppa inducono la formazione di macchie.

L'attività dei fibroblasti (vedi pag. 16) e con essa anche la capacità di produrre i fattori di sostegno, elasticità e tono della pelle come il collagene, l'acido ialuronico e l'elastina.

La produzione di sebo, la cui conseguenza è la pelle più secca.

Fotoaging

Al naturale e inevitabile *cronoaging* si associa spesso un'altra causa di invecchiamento, chiamata *fotoaging* (letteralmente "invecchiamento legato alla luce", in particolare ai raggi ultravioletti), determinata da quello che i medici chiamano "**insulto cronico**" alle cellule della pelle. Che cosa danneggia così tanto alla pelle da essere definito addirittura "insulto"?

Gli "insulti" alla pelle

fumo di sigaretta

esposizione prolungata alla luce del sole

inquinamento

eccessi alimentari e alimentazione scorretta (per esempio eccesso di zucchero o di grassi, intolleranze alimentari trascurate ecc.)

stile di vita sedentario (con le relative conseguenze, incluso il sovrappeso)

alcuni farmaci come pillola anticoncezionale, terapie ormonali o cortisone

Tutti questi fattori, singolarmente o ancor peggio insieme, danneggiano la pelle, alterando la struttura del collagene e dell'elastina e favoriscono disidratazione e formazione di macchie senili anche in giovane età.

Rispetto al *cronoaging*, il *fotoaging* è:

- più rapido
- più evidente anche in età precoci con rughe superficiali e profonde
- più rischioso per la salute (tumori della pelle), soprattutto a causa dei raggi UV e dell'infiammazione

La buona notizia ☺

Il *fotoaging* è in parte reversibile. Come? Mangiare sano, smettere di fumare, proteggere la pelle, limitare se possibile tutti i fattori che inducono infiammazione – come gli alimenti non tollerati, un eccesso di cibi raffinati ecc. – e accelerano il processo di invecchiamento, sono tutte azioni che aiutano a rallentare sia il fotoaging sia il cronoaging.

Non mandare in fumo la tua bellezza

Il fumo ha effetti negativi sulla pelle, in particolare su quella di avambracci e viso:

- si ispessisce
- riceve meno sangue e nutrienti perché i vasi sanguigni si restringono
- diventa secca e ruvida
- il colore si spegne
- le guance perdono di tono
- diminuiscono le scorte di vitamina A (il retinolo)
- compaiono più velocemente le macchie
- si formano rughe tipiche del fumatore, come le fessurazioni perpendicolari alle labbra chiamate anche "codice a barre", oppure le "zampe di gallina" causate dallo strizzare degli occhi ogni volta che il fumo della sigaretta li irrita.

La cattiva notizia ☹

I danni provocati dal fumo di sigaretta non sono correggibili con nessun tipo di crema, siero o cosmetico.

La buona notizia ☺

I danni sono in buona parte reversibili, se si smette di fumare. Già dopo poche settimane la pelle del viso riacquista colorito, dopo pochi mesi torna alla tonicità normale (proporzionata all'età anagrafica), c'è una maggiore idratazione e il viso riacquista un aspetto decisamente più sano.

LO SAI CHE...

Anche se raramente, l'acne con pustole su mento e mandibola in età adulta colpisce i fumatori tra 25 e 50 anni quattro volte di più dei non fumatori.

Radicali liberi... di fare danni

Perché mangiare troppo o mangiare male accelera l'invecchiamento della pelle? Proprio come il fumo o l'eccessiva esposizione al sole, anche una scorretta alimentazione è dannosa per la pelle, oltre che per la salute in generale, poiché favorisce un'**iperproduzione di radicali liberi,** cioè prodotti di scarto che circolano liberamente nel nostro organismo.

I radicali liberi si potrebbero paragonare a "teppistelli" che entrano nel nostro corpo e si divertono a distruggere tutto. In condizioni normali, il nostro organismo è in grado di tenere a bada questi instabili teppisti sempre pronti a far danni; ma se questi diventano troppi, l'organismo non riesce più a controllarli e la loro azione sfocia in veri e propri atti vandalici, che inducono la pelle a invecchiare più velocemente.

L'invecchiamento dovuto ai radicali liberi è chiamato **stress ossidativo.**

I tre super nemici della pelle

Come avrai capito, i nemici esterni a cui prestare attenzione sono parecchi: fumo, sole, cibo, inquinamento, e ad essi si aggiungono i nemici che attaccano dall'interno. Tre in particolare sono proprio i supernemici che dall'interno danneggiano la pelle:

1. **Stress ossidativo**: si manifesta quando gli atti vandalici dei radicali liberi sono indirizzati in particolare alle proteine, alle cellule e al loro nucleo, incluso il DNA. I danni sono molto evidenti, e non colpiscono solo la pelle, che invecchia e perde tono e luminosità, ma possono arrivare anche oltre, per esempio favorendo la comparsa di malattie croniche gravi come diabete, malattie cardiovascolari, morbo di Parkinson e Alzheimer, cancro e molte altre.

Le cause dello stress ossidativo

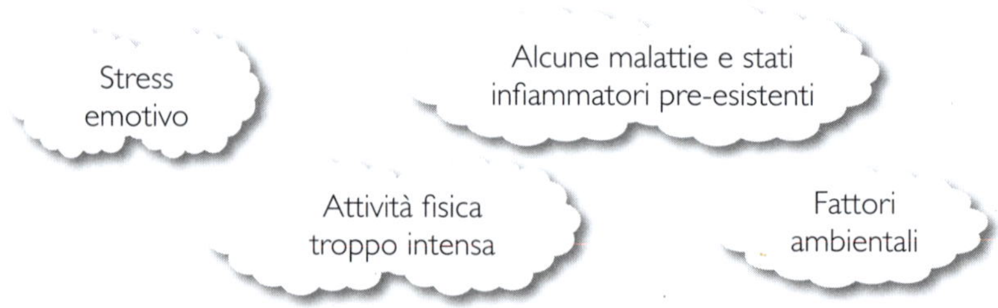

Sulla pelle, unghie e capelli, gli effetti dello stress ossidativo sono subito evidenti:

Gli effetti dello stress ossidativo

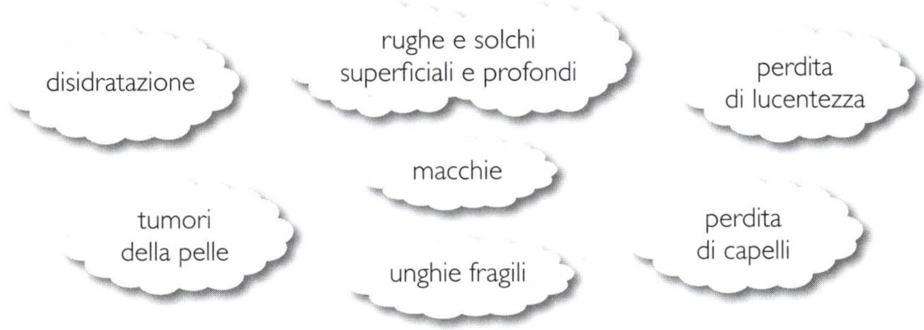

2. **Infiammazione**: chiamata dagli esperti *inflammaging*, si tratta di una lieve infiammazione che ha un'azione tanto subdola da non presentare subito effetti evidenti. *Inflammaging* e stress ossidativo sono però molto simili nella loro azione di danneggiamento del DNA, tanto che, sulla pelle, è difficile distinguere i due fenomeni. Oltre alle cause ambientali già note, anche la mancanza di sonno non temporanea, cioè l'insonnia cronica, può scatenare queste micro-infiammazioni.

3. **Glicazione**: è una reazione chimica che si scatena quando gli zuccheri incontrano le proteine o i grassi e ne pregiudicano la funzione. Da quest'incontro non nasce nulla di buono perché, in presenza anche di radicali liberi, si formano gli **AGEs** (Advanced Glycation End-products), molecole nocive che alterano in profondità le funzioni delle cellule. Gli AGEs sono il risultato di un'alimentazione ricca di zuccheri, ma vengono prodotti nel nostro corpo anche quando mangiamo cibo un po' troppo abbrustolito, come la parte annerita del pane tostato, della lasagna o della carne. Quando gli AGEs attaccano i fibroblasti, per esempio, questi alterano la produzione di collagene ed elastina con conseguenze su tono ed elasticità cutanea. Una volta formati, gli AGEs possono causare "danni collaterali" anche ad altri distretti dell'organismo come ossa, muscoli, tendini, cartilagini, denti e sistema cardiovascolare. Nella donna in pre-menopausa, cioè dopo i 45 anni, il processo di glicazione diventa ancor più evidente. È per questo motivo che è bene iniziare a cambiare "rotta" e seguire il prima possibile un sano stile di vita.

Sole e pelle: una relazione difficile

Con il sole, la pelle ha una relazione di amore-odio: a volte funziona e tutti sono felici, altre volte la pelle soffre e si ammala. Come in ogni relazione, anche la **passione per il sole va dosata:** se da una parte l'esposizione al sole, prolungata e non protetta con adeguati filtri, fa male alla pelle, dall'altra è innegabile che il sole sia fonte di vita e benessere per tutto l'organismo.

Anche l'**abbronzatura**, cioè la difesa messa in campo dalla melanina che assorbe e limita i danni dei raggi UV, ci fa apparire più sani e riposati. Allora perché la pelle soffre e si ammala se prende troppo sole?

UVA, UVB e UVC

Il sole è la più grande fonte di radiazioni, così suddivise: 3% **raggi ultravioletti UV**, 37% **luce visibile** – quella che ci dona il buonumore, per intenderci –, 60% **raggi infrarossi** che, insieme a quelli UV, possono risultare dannosi per la pelle se l'esposizione al sole è eccessiva.

I raggi UV si distinguono ulteriormente, a seconda della loro lunghezza d'onda, in **UVA, UVB, UVC**. Questi ultimi, più pericolosi degli altri, vengono trattenuti dall'atmosfera e quindi, "grazie al cielo" (è proprio il caso di dirlo!), non riescono a fare danni; i raggi UVA (il 95% dei raggi ultravioletti), invece, non vengono trattenuti né dalle nuvole né dal vetro (dell'auto o delle finestre di casa, per esempio), penetrano in profondità nel derma, alterano la struttura della pelle e, anche se non causano né scottature né eritema, sono i principali responsabili del *fotoaging*.

Gli UVA aumentano con:

- la latitudine: sono maggiori all'Equatore rispetto ai Poli
- l'altitudine: l'intensità delle radiazioni aumenta del 10-20% ogni 1000 metri di altitudine
- l'orario del giorno: sono maggiori nelle prime ore del mattino e di pomeriggio. Pertanto, anche se non ti esponi al sole nelle ore centrali della giornata, non eviti i danni dei raggi UVA

Gli UVB aumentano con:

il periodo dell'anno: in estate sono più concentrati

l'orario del giorno: si concentrano nelle ore centrali della giornata

Gli UVB sono:

schermati dalle nuvole e dal vetro

di quantità inferiore agli UVA: gli UVB rappresentano solo il 5% dei raggi ultravioletti

responsabili di eritemi e scottature ma anche di carcinoma della pelle e cheratosi

possono causare danni alla pelle a breve e lungo termine

essenziali per la sintesi della vitamina D

La più nociva delle reazioni

Prendere il sole a lungo significa esporsi ai dannosi raggi UV che, insieme all'infiammazione e allo stress ossidativo, sono responsabili della degradazione e quindi della ridotta capacità di rigenerazione delle cellule dell'epitelio – la parte più esterna della pelle, ricordi? A complicare il tutto, ecco che si attiva anche un enzima dal nome difficile, Metalloproteinasi della Matrice (MMP), che altera il normale processo di rimodellamento fisiologico dei tessuti, con l'inibizione e il danneggiamento di collagene ed elastina, favorendo tutti i danni tipici del *fotoaging*.

Sole, non solo danni

Non fa male ripetere che l'esposizione prolungata e continua ai raggi UV è un **fattore di invecchiamento precoce** della pelle, oltre al fatto che, contrariamente a quanto si pensi, diversi studi sembrano suggerire che l'esposizione eccessiva ai raggi UV possa aumentare il rischio di infezioni virali, batteriche e da funghi. Infine, il sole può danneggiare seriamente gli occhi, anche in modo permanente, se non si usano occhiali da sole di qualità.

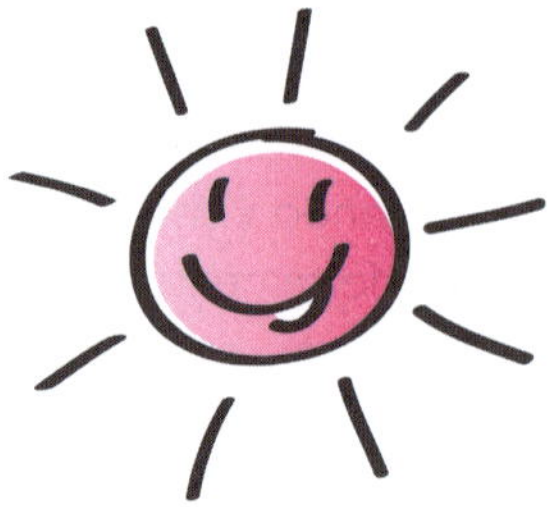

Tuttavia, il sole non fa solo danni, anzi! Infatti, esporsi al sole apporta **benefici** per:

- **ossa** - il sole favorisce la sintesi di una vitamina speciale, la vitamina D, necessaria per molti tessuti e funzioni, tra cui anche lo sviluppo e il mantenimento di ossa robuste. L'esposizione al sole, anche solo delle braccia, per 20 minuti, favorisce la sintesi di vitamina D permettendo così al calcio di fissarsi nelle ossa e prevenire l'osteoporosi.
- **umore** – al sole l'organismo produce più serotonina, l'ormone del benessere, tanto che il sole è considerato uno dei possibili rimedi (in associazione ad altre cure) contro la depressione.
- **ritmi sonno/veglia** – il sole fa aumentare i livelli di melatonina, che induce la regolarità del sonno. Esporsi alla luce del giorno aiuta anche a ridurre gli effetti del jet lag.
- **alcune malattie** - in particolare per le malattie dell'apparato respiratorio, per certi tipi di infezioni e dolori muscolari o articolari, per la psoriasi e per alcuni tipi di dermatiti. Meglio invece evitare l'esposizione al sole in caso di acne, a meno di usare un fattore protettivo alto, perché potrebbe favorire la comparsa di cicatrici.

Menopausa: il momento topico per la pelle di ogni donna

Non c'è dubbio che la menopausa sia un momento molto delicato nella vita di ogni donna e non solo per le vampate e per gli sbalzi d'umore. Purtroppo è anche il momento in cui **la donna inizia a invecchiare**. E sai chi è il responsabile di questo invecchiamento? Il sistema endocrino, cioè tutto l'insieme di ghiandole e cellule che producono gli ormoni.

Per spiegare meglio cosa accade nel corpo della donna, in medicina si è soliti dire che "non si abbassano i livelli degli ormoni perché si invecchia, si invecchia perché si abbassano i livelli degli ormoni".

Come in una grande orchestra...

Quando il sistema endocrino è giovane, gli ormoni funzionano tutti perfettamente sincronizzati, come gli strumenti di una grande orchestra. Il sistema endocrino – formato da **ipofisi, tiroide, surrene, ovaio** (nella donna) o **testicolo** (nell'uomo) – dirige la secrezione di ogni ormone con un'armonia perfetta; ma con il passare del tempo l'armonia viene meno, e il "suono" di alcuni "strumenti" si sente meno, mentre quello di altri si sente di più. In pratica, "cambia la musica", e il corpo risuona in modo diverso.

È importante sottolineare che la menopausa, così come la vecchiaia, è costituita da un funzionamento "diverso" del sistema endocrino, ma non è una malattia: è uno stato fisiologico che deriva da un **processo naturale di deterioramento** delle funzioni delle cellule; insieme a queste funzioni, viene meno anche la funzionalità di certi ormoni i cui livelli tendono ad abbassarsi già a partire dai 40 anni.

Le donne (anche gli uomini, come vedremo a pag. 96) devono fare i conti con la riduzione dei livelli degli "ormoni della giovinezza" come estrogeni, ormoni tiroidei, testosterone, DHEA, mentre salgono i livelli di due ormoni, insulina e cortisolo, gli ormoni che potremmo chiamare "della vecchiaia".

Quando l'equilibrio ormonale cambia:

- diminuisce l'energia psicofisica
- si riduce la massa muscolare
- diminuisce la libido
- si assottigliano le ossa (osteoporosi)
- si riducono il tono e l'elasticità della pelle
- diminuiscono la capacità di attenzione e la memoria
- insorgono problemi cardiocircolatori
- aumenta l'irritabilità
- si fatica a dormire (insonnia)
- e molti altri sintomi...

Dal momento che nella donna l'arrivo della menopausa è un evento certo, è facile anche prevedere cosa accadrà quando il sistema endocrino inizierà a "suonare tutta un'altra musica".

Perché allora non intervenire precocemente per **riequilibrare i livelli di ormoni** che certamente, anche se in modo differente da donna a donna, si sa già che si altereranno dopo i 40 anni?

Mantenere l'orchestra in armonia non è importante solo per la salute della pelle, ma anche per il benessere e la salute in generale. Come si fa? Molti ginecologi prescrivono la TOS, ovvero la **Terapia Ormonale Sostitutiva,** ma anche **fitormoni**, cioè composti naturali estratti dalle piante che mimano l'azione degli ormoni, per ridurre gli effetti della menopausa come vampate, insonnia, alterazioni dell'umore ecc.; tutto questo aiuta a riequilibrare l'armonia dell'orchestra a beneficio anche della pelle.

TEST COME STA INVECCHIANDO LA TUA PELLE

Se sei in età di pre-menopausa (45-50) o sei già in menopausa, questo è il test per te.

Prendi uno specchio, guarda la pelle del viso e metti una X sulle caratteristiche che riscontri:

La tua pelle è:

☐ lucida ☐ disidratata ☐ opaca

Hai le rughe su:

☐ fronte
☐ glabella (all'attaccatura delle sopracciglia)
☐ zampe di gallina (attorno agli occhi)
☐ labbra: assottigliate ☐ labbro superiore

Hai le guance:

☐ sode ☐ cadenti ☐ con rughe

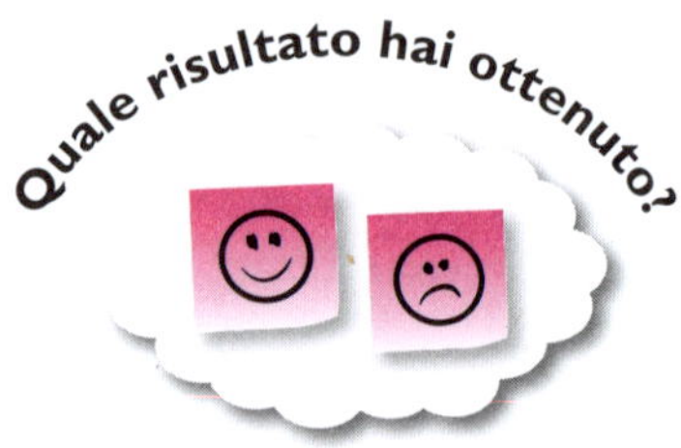

La pelle del collo presenta:

☐ rughe sottili ma pelle abbastanza tonica
☐ rughe profonde e pelle cadente

RISULTATI

Se hai messo meno di 6 X, il processo di invecchiamento della tua pelle è normale e fisiologico. Segui i consigli a pag. 64 per aiutarla a restare sana e bella. **Se hai messo più di 6 X**, il processo di invecchiamento sta "segnando" la tua pelle, ma con qualche attenzione in più (vedi i consigli nel cap. 5, alle pagine 67 e seguenti) puoi rallentare il processo e ottenere ottimi risultati.

Se cambia la musica, cambia la pelle

La menopausa non avviene per tutte nello stesso momento, cioè alla stessa età, ma generalmente cade **tra i 40 e i 55 anni.**

Gli effetti della menopausa dipendono senza dubbio anche dagli stili di vita, dalle abitudini alimentari – per esempio, è ormai un fatto noto e ampiamente studiato che le donne orientali, più abituate a una dieta ricca di soia e dei suoi derivati, soffrano meno di vampate –, da tutti i fattori di cui abbiamo già parlato come fumo e sole, ma anche da altri fattori come l'ereditarietà.

Qualunque sia stato e sia attualmente il tuo stile di vita, gli ormoni che iniziano a "suonare di meno" hanno **effetti anche sulla pelle**.

Scopriamo di seguito quali sono gli ormoni che riducono la loro concentrazione, e quindi la loro attività, in menopausa.

Estrogeni: da questi ormoni dipende la maggior parte dei cambiamenti che vedi sulla tua pelle tra i 40 e i 50 anni, cioè nella pre-menopausa, che si accentuano più avanti durante la menopausa. Infatti:

- si formano le rughe
- la pelle perde elasticità e compattezza
- diminuisce lo strato di collagene
- la pelle diventa più sottile
- si riduce la capacità rigenerativa delle cellule
- diminuiscono le riserve di acqua e grassi (lipidi)
- aumenta la fragilità capillare

Il risultato? Pelle ruvida, opaca, spenta, disidrata, sensibile.

Estriolo: molto interessante tra gli estrogeni, questo ormone è importante per il mantenimento dell'elasticità cutanea, come documentato dal trattamento di un'ampia casistica di donne. Infatti, il trattamento topico, cioè con prodotti da applicare sulla pelle, di tre settimane a base di estriolo su donne in menopausa, ha prodotto i seguenti risultati:

- aumento del volume della pelle del 30%
- aumento dell'idratazione grazie anche all'aumento del collagene
- riduzione dei solchi e delle rughe
- aumento dell'elasticità, grazie anche all'aumento dell'elastina
- aumento dell'organizzazione (e dunque della qualità e dell'efficienza) della struttura cellulare

Pregnenolone: non è propriamente un ormone ma è un precursore, cioè una molecola che favorisce la produzione di ormoni. Anche se le sue funzioni non sono ancora del tutto chiare, sappiamo che il pregnenolone è il precursore di DHEA, estrogeni, testosterone, cortisolo e altri ormoni.

Il pregnenolone, usato come terapia topica, aiuta la pelle a:

- ostacolare la formazione di rughe
- mantenere idratazione, elasticità e tonicità
- modulare la secrezione di sebo

Melatonina: da non confondere con la melanina (la sostanza che dà colore alla pelle), la melatonina è un ormone strettamente dipendente dal ritmo circadiano (cioè l'alternanza giorno/notte). Per questo motivo viene anche chiamato l'ormone del sonno, perché è responsabile del fatto che, ad una certa ora della sera, "ci spegniamo" e dobbiamo andare a dormire. La melatonina ha un posto di tutto rispetto nella prevenzione dell'invecchiamento della pelle.

Infatti, questo ormone svolge diversi ruoli:

- è un potente antiossidante contro i radicali liberi
- protegge la pelle dai danni del fotoaging
- aiuta a controllare quella reazione nociva chiamata MMP (vedi pag. 45)
- protegge le cellule da trasformazioni di tipo tumorale (ma ciò non significa che previene i tumori)

DHEA: definito anche l'ormone della giovinezza, il DHEA ha un nome lunghissimo che sembra uno scioglilingua, ovvero deidroepiandrosterone, che per semplicità continueremo a chiamare DHEA. È l'ormone maggiormente presente nel sangue dell'uomo e della donna e, quando i suoi livelli iniziano a diminuire, la musica cambia e l'orchestra perde la sua armonia. Si potrebbe dire che sia proprio la riduzione dei livelli di DHEA circolanti a innescare il processo di invecchiamento. Per questo motivo è un ormone tanto importante per la pelle che, in mancanza di DHEA, soffre di:

- secchezza
- maggiore sensibilità all'esposizione al sole
- riduzione della produzione di collagene

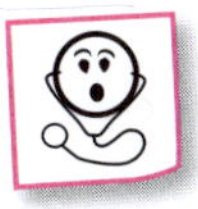

QUANDO RIVOLGERSI AL MEDICO

Rispetto ad altri ormoni che possono essere integrati con la TOS, l'assunzione di DHEA può essere controindicata anche come terapia topica (cioè sotto forma di creme per la pelle) nelle donne con storia di acne grave, irsutismo (ovvero eccessiva peluria), sindrome dell'ovaio policistico. La necessità di assumere DHEA deve essere valutata da un medico.

Ormoni nella cosmesi

A questo punto, dopo aver scoperto il ruolo degli ormoni nell'invecchiamento, non dovrebbe meravigliarti che l'industria cosmeceutica (che produce cioè cosmetici-integratori arricchiti con sostanze curative naturali) abbia pensato a creme per over 50 con sostanze che mimano, almeno in parte, l'azione degli ormoni femminili. Alcune creme antiaging contengono fitormoni, in particolare fitoestrogeni derivati dalla soia, oppure ormoni bioidentici, cioè ormoni sintetici ma identici a quelli che produce il nostro corpo, come estrogeni, progesterone, DHEA, pregnenolone e melatonina. Proprio gli ormoni che mancano alla tua pelle dopo una certa età.

Cosa sono i fitormoni?

Sono composti chimici estratti da piante, in particolare soia, trifoglio rosso e luppolo, e sono chiamati anche **isoflavoni**. I fitormoni hanno un'azione simile agli ormoni umani, soprattutto l'estrogeno, stimolano i fibroblasti a produrre collagene, elastina e altre sostanze utili a mantenere l'impalcatura della pelle, oltre ad essere efficaci nel ridurre l'assottigliamento osseo tipico della menopausa. La *cosmesi ormonale* dovrebbe essere **consigliata da un medico.**

15 consigli per una bella pelle anche in menopausa

Basta seguire con costanza pochi semplici accorgimenti per preservare la bellezza della pelle anche in menopausa.

Igiene personale

1. Sostituisci saponi e gel doccia con prodotti più delicati adatti al pH della pelle (chiedi consiglio al farmacista).
2. Detergi bene la pelle mattina e sera anche se non usi trucchi.
3. In caso di acne causata da squilibri ormonali, evita prodotti anti acne per adolescenti perché troppo aggressivi; meglio scegliere quelli per pelli mature.
4. Effettua uno scrub dolce un paio di volte alla settimana.

SCRUB VISO

Mescolare un cucchiaio di acqua e 3 cucchiai di bicarbonato. Massaggiare sulla pelle almeno 2 volte alla settimana. Favorisce la rimozione delle cellule morte e la rigenerazione cellulare: dopo lo scrub, massaggiare la pelle con la propria crema idratante aiuta i principi attivi a penetrare con più facilità.

SCRUB CORPO

Mescolare una tazza da caffè di sale grosso (o di farina di mais), 4 cucchiai di olio di oliva (o di mandorle dolci), un cucchiaino di miele. Massaggiare delicatamente sulla pelle del corpo prima della doccia, eccetto che su décolleté e viso; dopo la doccia, terminare con crema corpo idratante oppure con crema corpo arricchita con collagene e acido ialuronico.

PROVA LO SCRUB SULLA TUA PELLE

Prova a effettuare uno scrub dolce (usando le ricette proposte oppure acquistando un prodotto in farmacia o in erboristeria) 2 volte a settimana, per 3 settimane. Metti una X su ciascuna evoluzione che puoi notare sulla tua pelle.

Dopo 2 settimane di scrub la mia pelle è:

- ☐ Liscia ☺
- ☐ Luminosa ☺
- ☐ Elastica ☺
- ☐ Ruvida ☹
- ☐ Opaca ☹
- ☐ Rigida ☹
- ☐ Altro ....

Dopo 3 settimane di scrub la mia pelle è:

- ☐ Liscia ☺
- ☐ Luminosa ☺
- ☐ Elastica ☺
- ☐ Ruvida ☹
- ☐ Opaca ☹
- ☐ Rigida ☹
- ☐ Altro ....

Hai notato miglioramenti? Continua con questa sana routine.

Non è cambiato nulla? Chiedi alla tua estetista uno scrub adatto alla tua pelle oppure rivolgiti ad un medico specialista in medicina estetica per una valutazione personalizzata.

Creme per viso e corpo

5. Preferisci creme per pelli mature che contengono acido ialuronico e SFP (fattore di protezione solare).

6. Se hai pelle normale o mista, crema con vitamina A, cioè retinolo per stimolare la produzione di collagene; se hai pelle secca o sensibile, siero con vitamina A all'olio di rosa o siero antietà con peptidi naturali oppure fitormoni/fitosteroli.

7. Evita creme e prodotti con parabeni (leggi bene l'etichetta dei prodotti).

8. Non stratificare sulla pelle troppi prodotti, spalmandoli uno sull'altro: preferisci invece un prodotto unico che risponde a più problemi, per esempio cosmetici con protezione solare, effetto anti rossore, peptidi.

Cosmetici

9. Evita prodotti cosmetici contenenti le seguenti sostanze, che potrebbero irritare la pelle:

profumo

solfati

triclosan

glicole propilenico

Stili di vita

10. Evita l'abbronzatura "selvaggia" e proteggi la pelle dai raggi UV.

11. Usa cappello e occhiali da sole sia al mare sia in città.

12. Bevi almeno 1,5-2 litri di acqua al giorno per evitare la disidratazione.

13. Riduci dolci e zuccheri.

14. Evita fumo e alcolici.

15. Mangia sano e aumenta il consumo di frutta e verdura.

4. Prevenzione antiaging

Facciamo un brevissimo riassunto: ora sai che l'invecchiamento inizia già a 25 anni, che gli ormoni iniziano a diminuire la loro attività dai 40 anni e che le rughe non sono tutte uguali né tantomeno si arrestano una volta comparse.

Allora, qual è l'età in cui iniziare a fare prevenzione per l'invecchiamento della pelle? Sicuramente già dai 25 anni puoi cominciare con il piede... anzi con la pelle giusta.

Ecco **alcuni consigli antirughe**, e di seguito indicazioni più specifiche per una prevenzione antiaging in base alla tua fascia di età.

Si può prevenire l'invecchiamento?

Ora che sai tutto sull'invecchiamento, ti starai chiedendo se è possibile prevenire l'invecchiamento della pelle.

Avevamo previsto la tua domanda 😜

In effetti, ecco un'altra buona notizia: si può. Però è necessario i**ntervenire il più presto possibile,** meglio prima che la pelle inizi a invecchiare.

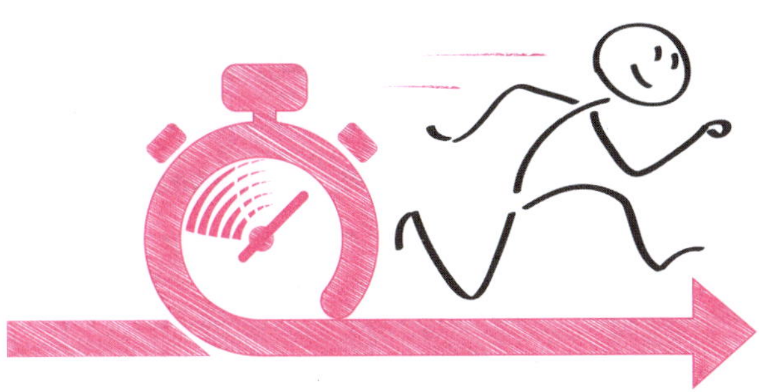

TEST I TUOI FATTORI DI INVECCHIAMENTO

Dal momento che ognuno di noi ha un suo unico e specifico modo di invecchiare, per costruire un piano di ringiovanimento preventivo può essere utile conoscere i propri principali fattori di *aging*, cioè di invecchiamento.

Per esempio (metti una X sulle caselle che ti riguardano):

- ☐ Fumi?
- ☐ Non resisti ai dolci?
- ☐ Mangi spesso cibi pronti o conservati?
- ☐ Hai una vita sedentaria?
- ☐ Ti esponi al sole ogni volta che puoi?
- ☐ Vivi in una città inquinata?
- ☐ Conduci una vita stressante?
- ☐ Soffri di malattie croniche (diabete, patologie cardiovascolari)?

Se hai segnato più di 3 caselle, hai qualche fattore di rischio di troppo. Non preoccuparti però: su molti di questi fattori è possibile intervenire per prevenire l'invecchiamento della tua pelle.

Perché per alcuni il tempo sembra non passare

Incontri una vecchia amica, la guardi e pensi: "Com'è possibile che abbiamo la stessa età?". Alcuni sono più fortunati e sembrano invecchiare meno velocemente, altri invece sembrano più anziani della loro età: da cosa dipende?

La risposta è nel DNA, in particolare in alcuni **geni** che, ad un certo punto della vita, fanno sì che arrivi per noi il momento di invecchiare (*cronoaging*).

In ciascuno di noi questi geni sono programmati per iniziare a produrre un collagene meno efficiente e un'elastina meno elastica. Non si tratta quindi di una programmazione universale, che scatta al volgere di una determinata età.

Ma è invece una programmazione variabile in base a molti fattori legati al *fotoaging*, come la sensibilità a stress ossidativo, infiammazione e glicazione, e agli stili di vita, oltre che alla presenza di malattie ecc.

Quindi, per rispondere alla tua domanda "È sufficiente intervenire su questi fattori per prevenire l'invecchiamento della tua pelle?": anche se non fosse sufficiente, aiuta davvero moltissimo.

Perché si formano le rughe

"Perché si invecchia", potrebbe essere la risposta più ovvia. Invece, no. Le rughe si formano a causa di **9 fattori** che "erodono" l'impalcatura di sostanze, come il collagene e l'elastina, che rendono solida e compatta la pelle.

Principali cause delle rughe

1. il passare degli anni, che riduce il numero di fibroblasti
2. l'esposizione al sole senza fattori di protezione
3. il fumo di sigaretta
4. i cambiamenti nella rete di capillari e vasi sottocutanei determinano una riduzione della quantità di nutrienti che arrivano alla pelle
5. tessuto osseo e cartilagineo nel volto si riducono
6. l'usura dei tessuti, che aumenta a causa dell'azione dei radicali liberi e dello stress ossidativo
7. le alterazioni ormonali tipiche della menopausa, che riducono la produzione di sebo e la pelle diventa più secca
8. i muscoli facciali perdono la capacità di contrazione
9. la forza di gravità, ebbene sì, anche questa esercita un'azione importante di cedimento sul tono muscolare e sul grasso sottocutaneo

LO SAI CHE...

Se vizio del fumo ed esposizione non protetta al sole vanno a braccetto (cioè se fumi e prendi anche il sole senza protezione), secondo uno studio americano* il processo di invecchiamento della pelle è 11,4 volte più veloce rispetto a chi non fuma e prende poco sole.

** Studio di Maral Rahvar e Howard I. Maibach, Università della California, luglio 2013.*

Non tutte le rughe sono uguali

Anche se il risultato è sempre lo stesso, cioè la comparsa di un solco più o meno profondo sulla pelle, le rughe non sono tutte uguali. Tu quanti tipi di rughe conosci? Scoprili tutti.

- **Rughe d'espressione**: possono comparire anche da giovani, ma si riducono o scompaiono appena si risolve la causa scatenante, talvolta un forte momento di stress, per esempio. Le "zampe di gallina", le lievi rughe sulla fronte o sul sopracciglio, quelle naso-labiali dovute a un'accentuata mimica facciale fanno parte di questo tipo di rughe.
- **Rughe attiniche**: sono quelle rughe che mettono in evidenza la trama della pelle, che appare come disegnata da "striature". Sono particolarmente evidenti nelle persone dalla pelle chiara che prendono il sole senza o con insufficiente protezione.
- **Rughe del cuscino**: sono quelle che ti trovi su un lato del viso la mattina e che, da giovani, scompaiono dopo il risveglio; con il passare dell'età, soprattutto se si dorme sempre su un lato, per esempio, ci vuole più tempo perché scompaiano. In alcuni casi possono diventare parte del viso... cioè segni permanenti.
- **Rughe gravitazionali**: proprio quella stessa forza di gravità che ci àncora alla terra è responsabile anche del cedimento dei tessuti del viso. La forza di gravità tende a tirare il grasso verso il basso, e la pelle, in particolare quella di collo, palpebre e guance, segue il cedimento. Questo tipo di rughe si trova solitamente su fronte, bocca, mento, mascella, sulle linee naso-bocca e intorno agli occhi.

DOVE OSANO LE RUGHE

Come abbiamo già detto, non tutte le persone invecchiano allo stesso modo. Infatti, potresti avere una pelle più giovane della tua età e non vedere tutti i segni di invecchiamento naturale caratteristici dei tuoi anni.

Quindi, armati di specchio e coraggio, e metti una X su quello che vedi.

Hai meno di 30 anni? Non dovresti vedere rughe, perché la pelle è tonica. Vuoi mantenerla bella a lungo? Quali comportamenti segui?

☐ usi la protezione in base al tuo fototipo quando ti esponi al sole
☐ detergi la pelle almeno due volte al giorno
☐ bevi almeno 1,5-2 litri d'acqua al giorno
☐ mangi in modo equilibrato e sano
☐ eviti il fumo di sigaretta e l'eccesso di alcolici
☐ dormi almeno 6-8 ore per notte

Hai tra 30 e 40 anni? Sei ancora giovane ma potresti vedere le prime rughe. Guarda se hai rughe in queste zone:

☐ palpebre
☐ contorno occhi
☐ solco nasolabiale, cioè le linee che dal naso scendono e si aprono ai lati della labbra
☐ angoli della bocca
☐ fronte

Hai tra 40 e 50 anni? È l'età in cui si accentuano alcune rughe e compaiono nuovi segni dell'invecchiamento della pelle. Guarda se hai rughe in queste zone:

☐ fronte
☐ glabella, cioè quella linea verticale all'attaccatura delle sopracciglia
☐ zona intorno agli occhi, le cosiddette "zampe di gallina"

Guarda se sono comparsi nuovi segni di invecchiamento:

- [ ] labbra più sottili
- [ ] perdita di tono sulle guance
- [ ] rughe sulla pelle del collo

Hai tra 50 e 60 anni? Il processo di invecchiamento procede, lentamente. Guarda se si sono accentuate:

- [ ] tutte le rughe degli anni precedenti
- [ ] la pelle del collo inizia a cedere

Hai tra 60 e 70 anni? Se hai questa età, forse stai notando che:

- [ ] le guance si sono svuotate (il grasso è completamente scomparso)
- [ ] il viso appare incavato
- [ ] si sono accentuate ulteriormente le rughe degli anni precedenti

Hai più di 70 anni? Questa è un'età non molto diversa dal decennio precedente, dal punto di vista delle rughe. Il processo di invecchiamento naturale continua e potresti vedere anche:

- [ ] pelle più sottile e fragile
- [ ] i muscoli perdono tono
- [ ] il grasso residuo si accumula sotto il mento

Se hai messo delle **X** solo all'interno della domanda sul range corrispondente alla tua età significa che la tua pelle invecchia in modo naturale e fisiologico; mantienila bella con i 7 consigli antirughe (vedi da pag. 61).

Se hai messo delle **X** anche sotto domande relative a età successive alla tua età anagrafica, significa che il processo di invecchiamento della tua pelle è accelerato; se questo è il tuo caso, oltre a seguire i 7 consigli antirughe, scopri cosa fare nel capitolo successivo.

LO SAI CHE...

Anche le ossa del viso invecchiano. A dirlo sono i ricercatori dello University of Rochester Medical Center: il viso invecchia non solo per il cedimento dei tessuti, ma anche il cambiamento di densità delle ossa facciali dovuto al loro assottigliarsi (come accade alle ossa in tutto il resto del corpo), contribuisce a invecchiare l'aspetto del volto.

Dalla TAC del viso di 60 persone (uomini e donne), i ricercatori hanno rilevato che l'invecchiamento delle ossa è responsabile di:

- occhiaie più profonde
- riduzione della distanza tra fronte e naso
- riduzione della sporgenza degli zigomi
- riduzione della mascella

La cattiva notizia

Nelle donne l'invecchiamento delle ossa è più veloce e più accentuato dopo la menopausa.

La buona notizia

Come si può prevenire l'osteoporosi, si può prevenire anche l'assottigliamento delle ossa del viso.

7 consigli antirughe

1. **Proteggi la pelle dai raggi UV:** oltre ad usare creme con filtri solari, è bene anche usare cappello e occhiali da sole per evitare di strizzare gli occhi, abbigliamento adeguato, evitare le lampade solari e limitare il tempo di esposizione al sole sia al mare che in montagna, luoghi in cui, a causa del riflesso dei raggi solari su sabbia e neve, raddoppia l'effetto dei raggi UV rispetto alla città. Ricorda che, in ogni periodo dell'anno, in montagna le radiazioni dei raggi ultravioletti aumentano del 10-20% ogni 1000 metri di altitudine.

2. **Non fumare:** l'abbiamo già detto ma in questo caso preferiamo ripeterci. Il fumo danneggia la tua pelle, per non parlare della tua salute, e invecchi prima. Se smetti di fumare, il processo di invecchiamento della pelle rallenta, tu ringiovanisci e il tuo organismo sarà molto più sano.

3. **Usa le creme giuste:** usale regolarmente, sia per prevenire le rughe sia per limitarle quando già ci sono. La scelta della crema è fondamentale.
4. **Mangia sano e usa integratori per la pelle:** i cibi giusti (vedi pag. 67) insieme agli integratori per il benessere della pelle possono davvero aiutarti ad avere una pelle sempre sana.
5. **Riduci i dolci e stai lontano dal barbecue**: lo zucchero, tutti i cibi raffinati, i cibi fritti o cotti alla griglia e abbrustoliti, sono i principali nemici della tua bellezza perché, come abbiamo visto, inducono l'organismo a produrre sostanze dannose, dette AGEs, che alterano la struttura di collagene ed elastina.
6. **Dormi almeno 6-8 ore per notte**: la mancanza di sonno ci fa apparire più vecchi, impedisce alle cellule di ripararsi (questo processo, infatti, avviene principalmente durante il sonno notturno), alza i livelli dell'ormone dello stress, il cortisolo. Inoltre, se ci fai caso, quando dormi poco tendi ad essere anche più in tensione, strizzi di più gli occhi e tieni posizioni che favoriscono la formazione delle rughe.
7. **Pratica ginnastica o yoga facciale:** aiuta ma non fa miracoli, anche se alcuni sostengono che farla per 10 minuti al giorno aiuti a mantenere il tono dei muscoli del volto ed evitare le rughe. Se cerchi suggerimenti e consigli per la ginnastica facciale, in rete sono disponibili diversi spunti e video.

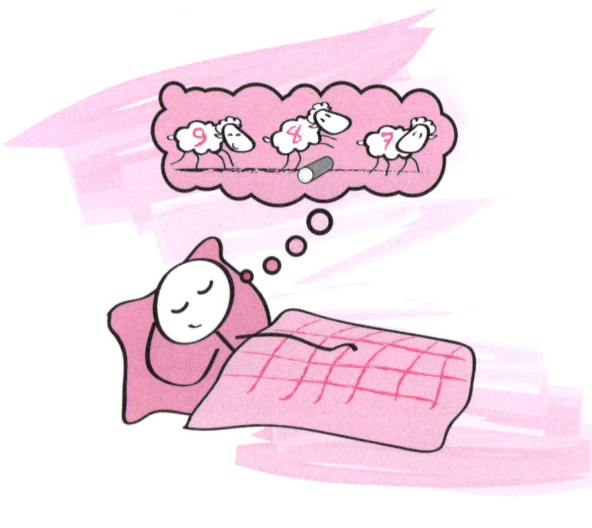

DIARIO ANTIRUGHE

È arrivato il momento di vedere quali di questi consigli riesci a mettere in pratica. Fai una valutazione sincera di ciò che hai modificato e di ciò che proprio non riesci a cambiare.

Sole e abbronzatura

Uso il cappello quando sono al sole	SÌ	NO
Uso crema solare adeguata al mio fototipo	SÌ	NO
Faccio lampade solari	SÌ	NO
Uso sempre occhiali da sole	SÌ	NO

Stili di vita

Fumo di sigaretta   Sì ☹   Sto smettendo ☺   Ho smesso 😉

Dormo   meno di 6 ore ☹   più di 6 ore ☺

Faccio ginnastica per il viso   SÌ   NO

Cibo e acqua

Ho ridotto i cibi dolci/fritti	SÌ	NO
Bevo almeno 1,5 litri di acqua al giorno	SÌ	NO

I risultati ti soddisfano? Ti sembra di vedere già dei miglioramenti?

....

In ogni caso, continua la lettura e scopri la dieta per la bellezza antiaging. Ritroverai questo diario anche alla fine del percorso: quindi non scoraggiarti, c'è margine di miglioramento!

Per ogni età la giusta prevenzione

Ecco alcuni consigli per prevenire l'invecchiamento in modo naturale, in base alla tua età, in funzione del tuo DNA e del tuo stile di vita.

• **25 anni**: è l'età in cui puoi iniziare a fare prevenzione e vivere per un po' di "rendita". Significa che con poco sforzo puoi avere un alto rendimento in termini di bellezza. In questo periodo della vita, il ricambio cellulare è ancora veloce (avviene ogni 28 giorni). Ecco cosa puoi fare per aiutare la tua pelle a mantenersi sempre bella (i primi due gesti vanno ripetuti sempre, a qualsiasi età):

- rimuovi ogni sera con delicatezza il trucco
- mattina e sera, usa un buon prodotto idratante secondo le caratteristiche della tua pelle (secca, grassa, o mista)
- una volta al mese, fai un peeling superficiale (scrub) per aiutare il rinnovamento cellulare

• **Dopo i 30 anni**: è il momento di iniziare a prevenire e anche un po' a correggere, perché potrebbero comparire le prime rughe, come abbiamo visto nel capitolo precedente. A partire da questa età, è bene:

- usare prodotti a base di vitamine e sostanze antiossidanti con filtro solare
- un paio di volte al mese fare un trattamento esfoliante e una maschera antiaging
- eseguire periodicamente la pulizia del viso (una volta ogni 1-2 mesi)
- usare uno specifico prodotto elasticizzante per il contorno occhi
- detergere ogni giorno la pelle usando prodotti adatti alla tua pelle

• **Dopo i 40 anni**: è il momento di correggere, ma anche di "correre ai ripari", usando:

- cosmetici con filtri UV per il giorno ad azione idratante, rassodante e riparatrice, meglio se contengono anche peptidi che stimolano il metabolismo cellulare e la produzione di collagene ed elastina
- di giorno, sieri antietà ad alta concentrazione di sostanze riparatrici
- di notte, una crema nutriente e restitutiva
- ogni giorno, creme specifiche anche per collo e décolleté
- ogni settimana, un leggero trattamento esfoliante e una maschera

• **Dai 50 anni**: ora è il momento di riparare e ricostruire anche l'equilibrio ormonale. Pertanto, è preferibile usare:

- creme specifiche per pelli mature che stimolano la produzione di collagene, elastina, e contengono acido ialuronico e ceramidi, per ottenere un effetto riparatore e ridensificante
- un siero antietà, da applicare subito dopo la detersione della pelle, per aumentare l'efficacia dei principi attivi che penetrano in profondità
- creme con fitoestrogeni/cosmesi ormonale, ma solo sotto prescrizione medica

L'ESPERTO CONSIGLIA

I test per la pelle

CHECK-UP MEDICO DELLA PELLE

Come per qualunque altro organo, anche la pelle ha il suo check-up. Si tratta di una specie di "fotografia istantanea" per conoscere il proprio biotipo cutaneo – pelle secca, mista, grassa, normale – valutare il grado di invecchiamento e, quindi, il trattamento cosmetico e medico-estetico più adeguato al tuo tipo di pelle.

A CHE ETÀ FARE IL CHECK-UP PELLE? Ad ogni età. Per la valutazione dell'invecchiamento, invece, può essere utile eseguirlo tra i 35 e i 40 anni

COME SI EFFETTUA IL CHECK-UP PELLE? Dal medico estetico, con un'apposita apparecchiatura: su pelle pulita, senza trucco né creme di protezione solare, vengono rilevati dati quali pH, temperatura, zone di produzione sebacea, presenza di rughe anche sottilissime, idratazione ecc.

COSA SI OTTIENE DAL TEST? Questi dati, insieme alla visita del medico estetico, permettono di prescrivere un programma di prevenzione (o di cura) dei segni dell'invecchiamento cutaneo.

DNA SKINAGE®

Diversamente dal check-up della pelle, il test del DNA, chiamato DNA SKINAGE® permette di identificare, da una parte, i fattori di invecchiamento della tua pelle, dall'altra, il percorso di prevenzione personalizzato che tiene conto non solo della pelle ma anche di altri fattori di rischio che già conosci, come stili di vita e alimentazione. Inoltre, questo test fornisce consigli anche di cosmetica personalizzata sul tuo DNA.

In particolare, il test valuta l'efficacia di:

- geni deputati alla produzione di collagene ed elastina: da qui è possibile conoscere il rischio di perdere elasticità e tono della pelle
- enzimi specifici che identificano il rischio di stress ossidativo, uno dei 3 supernemici della pelle
- sostanze chiamate citochine, che permettono di conoscere il rischio e la sensibilità all'infiammazione, il secondo dei 3 supernemici della pelle
- un gene responsabile della sensibilità alla glicazione, il terzo dei 3 supernemici della pelle
- una particolare famiglia di molecole responsabili del rimodellamento cutaneo (MMP) (vedi pag. 45)

A CHE ETÀ FARE IL TEST? A ogni età.

COME SI EFFETTUA IL TEST? Si strofina un lungo bastoncino con un batuffolo di cotone a un'estremità sulla parte interna della guancia; a quel punto si infila il bastoncino in un contenitore ermetico fornito con il kit per il test e poi si invia al laboratorio.

COSA SI OTTIENE CON IL TEST? Dopo circa 4 settimane, si riceve un programma personalizzato e completo per la prevenzione del proprio invecchiamento cutaneo che include consigli per:

- fornirti un cosmetico personalizzato per supportare le carenze evidenziate dal test. Per esempio, un cosmetico che stimola la produzione di elastina, se "carente" il gene dell'elastina
- creme o sieri abituali da usare in modo sinergico a quelli personalizzati
- programma di alimentazione personalizzata con i cibi amici della tua pelle (che possono essere diversi da quelli della pelle di una tua amica), integratori, se necessario, e stili di vita raccomandati
- se richiesto, consigli di medicina estetica o di trattamenti estetici specifici per supportare al meglio il tuo DNA

G.P.B

5. La dieta per la bellezza antiaging

Anche il DNA apprezza cibo e stili di vita sani. Pertanto, non possiamo parlare di pelle senza considerare anche la dieta. Infatti, come hai visto nei capitoli precedenti, **l'alimentazione è un fattore di rischio** importante per l'invecchiamento precoce della pelle.

Del resto, anche se può apparire strano, sono sempre più numerose le persone che sostengono che basterebbe mangiare sano per mantenere giovane la pelle.

In effetti, i princìpi su cui si basano queste affermazioni sono supportati da evidenza scientifica: anche se l'alimentazione da sola non è in grado di mantenere giovane la pelle, tuttavia è un'ottima base di partenza, soprattutto se si inizia a seguire sani stili di vita fin da giovani.

In questo capitolo trovi le linee generali da seguire per avere un'alimentazione antiaging, mentre in fondo al volume ti proponiamo anche 2 diete, di 2 settimane ciascuna, con consigli e ricette per la tua *remise en forme* di bellezza in primavera/estate e in autunno/inverno.

I 7 principi base della dieta antiaging

1. RIDURRE LE CALORIE DEI PASTI

Questo non significa mangiare di meno, ma **consumare una minor quantità di cibi ipercalorici**, spesso anche molto poveri di nutrienti.

Per esempio, una porzione normale di patatine fritte da fast food, spesso consumate come snack, apporta circa 340 calorie: senza considerare il profilo saziante (molto scarso) di una porzione di patatine fritte, si tratta oltretutto di calorie molto diverse dal punto di vista nutrizionale rispetto alle stesse calorie apportate, per esempio, da 100 g di pasta (scondita, circa

360 calorie), che può costituire una porzione abbondante ma pur sempre "consumabile" in un unico pasto, oppure da 100 g di quinoa (scondita, circa 350 calorie) che, una volta cotta, diventa una porzione davvero molto abbondante e ad elevato potere saziante che dovrai suddividere in due pasti, dimezzando così l'apporto calorico della giornata.

E lo stesso vale per molti altri alimenti che, sostituiti con alternative più sane, **non solo saziano ma fanno bene a tutto l'organismo**, inclusa la pelle: pertanto, puoi sostituire il gelato con lo yogurt, snack e merendine con la frutta, pasta e riso con i cereali integrali, le patatine fritte con le verdure al forno.

I benefici della restrizione calorica

1. migliora il metabolismo dei grassi e degli zuccheri (evita che queste molecole si trasformino in grasso, che andrebbe a depositarsi dove non vorremmo)
2. previene patologie dismetaboliche come diabete e ipercolesterolemia
3. tiene sotto controllo lo stress ossidativo
4. produce sostante antiossidanti chiamate sirtuine che proteggono la cellula, e tutto l'organismo, dall'invecchiamento

2. BILANCIARE I GRASSI

I grassi non vanno evitati del tutto ma, da una parte, vanno preferiti i grassi Omega 3, dall'altra vanno eliminati o ridotti drasticamente i grassi animali saturi, che hanno dimostrato favorire infiammazione, stress ossidativo e iperglicemia.

Al contrario, gli acidi grassi Omega-3, come dimostrato e confermato da innumerevoli studi sull'argomento, sono efficaci contro l'infiammazione, proteggono il cuore, il cervello, i vasi sanguigni e le cellule anche della pelle.

Proprio per la pelle, infatti, gli Omega-3 sono dei validi alleati perché contribuiscono a rallentare la perdita di elasticità, la secchezza e molti altri sintomi (riducono l'infiammazione in caso di eczemi, per fare un esempio).

IL GIUSTO APPORTO QUOTIDIANO DI OMEGA-3 (1-2 g) PER LA PELLE
2-3 porzioni di pesce alla settimana (meglio pesce azzurro o salmone)
oppure
una manciata di frutta secca (non tostata né salata) o 3 noci al giorno
oppure
2 cucchiai di semi di lino tritati al giorno
oppure
un cucchiaio di semi di chia al giorno
oppure
una porzione quotidiana di soia o derivati della soia (per esempio, 200 g di fagioli di soia – edamame – contengono 1 g di Omega-3)
oppure
verdure come spinaci, broccoli, lattuga, piselli, e legumi come lenticchie e fagioli, oltre ad alghe e cereali integrali contengono piccole ma utili quantità di Omega-3

No ai grassi *trans*!

I grassi *trans* (o grassi idrogenati), sono ormai riconosciuti come pericolosi per la salute, tanto che anche l'industria alimentare ha recepito il messaggio e ha da tempo iniziato a sostituirli con altri grassi più salutari, in molti casi, mettendo ben in evidenza sulle confezioni la dicitura "Senza grassi idrogenati". Infatti, l'OMS (Organizzazione Mondiale della Sanità) stabilisce il limite massimo di grassi idrogenati da assumere al giorno nel valore dell'1%, sul 30% totale di grassi raccomandati per una corretta alimentazione. Questo tipo di grassi deriva dalla trasformazione e dalla raffinazione degli oli: per esempio, la margarina è un prodotto della raffinazione di oli che si trasformano in grassi trans/idrogenati; le fritture di ogni genere (come per esempio nelle patatine fritte), a causa delle alte temperature trasformano l'olio in grassi idrogenati. Purtroppo, i grassi idrogenati si trovano in molti snack, cibi da fast food, merendine e dolci.

Leggi sempre l'etichetta perché i grassi idrogenati sono nocivi per la tua salute. Infatti:

- alzano il colesterolo cattivo (LDL)
- modificano l'attività delle cellule
- inducono infiammazione
- aumentano i radicali liberi

3. RIDURRE GLI ZUCCHERI

La riduzione della quantità di zuccheri assunti attraverso la dieta è direttamente correlata al mantenimento di una pelle giovane perché evita/limita gli effetti della glicazione (vedi pag. 43). Inoltre, lo zucchero è considerato un **non-alimento,** cioè è ricco di calorie "vuote", senza alcun valore nutrizionale: eliminarlo, oltre a farti bene, ti aiuterà anche a contenere le calorie che assumi con la dieta.

Oltre allo zucchero da tavola (bianco, semolato o di canna), ovviamente è necessario eliminare/ridurre anche dolci, marmellate, gelati, bibite zuccherate e succhi di frutta, dessert e snack vari.

E non è finita qui, perché trovi lo zucchero, sotto forma dei suoi **derivati** e di **sciroppi** vari, anche in preparazioni salate, cibi pronti, cereali per la colazione, alcuni affettati e molti yogurt, specialmente quelli alla frutta.
Le alternative allo zucchero, anche quelle a zero calorie (che contengono aspartame e quindi sono da evitare) o quelle naturali, come il miele o la stevia, vanno comunque usate con moderazione.

I prodotti "senza zucchero"

I prodotti "senza zucchero" sono una buona alternativa? Molti dei prodotti "senza zucchero" contengono dolcificanti che hanno qualche piccola controindicazione soprattutto se, proprio perché senza zucchero, ci sentiamo giustificati a mangiarne in porzioni più abbondanti. Per esempio, leggendo l'etichetta degli ingredienti di un prodotto "senza zucchero" potresti trovare sostituti dello zucchero la cui assunzione giornaliera non dovrebbe mai superare certi limiti, definiti dalla FDA (Food and Drug Administration) in base al peso corporeo:

- **Acesulfame:** 200 volte più dolce del saccarosio (zucchero ricavato dalla canna da zucchero/barbabietola), è un dolcificante a zero calorie. Meglio non superare la quantità di 15 mg per kg di peso.
- **Aspartame:** ha pochissime calorie, 4 Kcal per grammo. Meglio non superare la quantità di 50 mg per kg di peso.
- **Ciclammato:** 80 volte più dolce dello zucchero. Meglio non superare la quantità di 7 mg per kg di peso.
- **Fruttosio:** 2 volte più dolce del saccarosio, anche se ricavato dalla frutta ha le stesse calorie dello zucchero da cucina.
- **Sorbitolo**, **maltitolo** e **xilitolo**: sono sostituti dello zucchero ma non a zero calorie.

4. SCEGLIERE LE PROTEINE GIUSTE

Le linee guida internazionali concordano nel sostenere che le proteine vegetali dovrebbero avere un **posto di sempre maggior importanza** sulla nostra tavola rispetto alle proteine animali (carne, pesce, uova, formaggio, latte).

Ecco le fonti di proteine vegetali:

- **legumi** (ceci, fagioli, soia, lenticchie, fave, piselli)
- **cereali integrali** (farro, miglio, avena, orzo, mais, riso e pasta integrale)
- **pseudo-cereali** (quinoa, grano saraceno)

5. BERE MOLTA ACQUA

È uno dei principi chiave della dieta antiaging. Infatti l'acqua permette di mantenere l'idratazione della pelle e dei tessuti, oltre a donare un aspetto sano. In questo modo l'acqua, sia pura sia sotto forma di tisane, favorisce la riduzione dei segni sul volto, nutre la pelle dall'interno e le dona luminosità. Quanto bere? Almeno **1,5-2 l d'acqua al giorno.**

6. EVITARE I CIBI SPAZZATURA

Cibi raffinati, industriali, ricchi di grassi e di zuccheri, bibite gasate e zuccherate e superalcolici sono definiti junk food, cioè cibi spazzatura, perché hanno scarso valore nutritivo a fronte di un elevato apporto calorico. Mangiare con regolarità questo tipo di prodotti favorisce processi di tipo infiammatorio, i cui risultati si vedono anche sulla pelle.

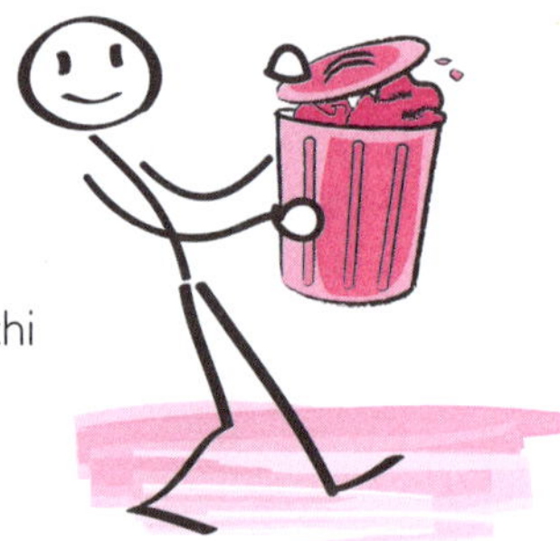

Evita questi non-cibi e sostituiscili con cibi sani ricchi di antiossidanti e vitamine, come frutta, verdura, cereali e legumi. In questo modo, oltre a mangiare meglio, eviti anche lo squilibrio acido-base di cui oggi si parla tanto: si tratta dello squilibrio che porta il sangue verso l'acidità causata da una cattiva alimentazione. Il risultato è un accumulo di tossine, che accelera l'invecchiamento degli organi e della pelle perché le cellule perdono la loro struttura e integrità.

7. RIDURRE IL SALE

Il sale va ridotto nell'alimentazione quotidiana, perché favorisce l'infiammazione e l'ipertensione. Al suo posto, meglio usare spezie come aglio ed erbe mediterranee, ma anche curcuma, cumino e coriandolo, oppure, tra le spezie orientali più note anche in occidente, il curry.

Se non puoi fare a meno del sale, almeno scegli il sale marino integrale oppure il sale rosa, entrambi più ricchi di sali minerali.

Guida ai cibi antiaging

Spesso i media parlano di questo o di quell'alimento come elisir di lunga vita: un giorno è il broccolo, un altro l'avocado, e poi le bacche di goji, i frutti rossi, l'aglio, le carote, il cocco e molti altri.

Cosa hanno in comune questi alimenti? Nessuno degli elisir di lunga vita è un cibo di produzione industriale, elaborato e raffinato. E non si tratta solo di frutti esotici, come potrebbe sembrare dalla grande popolarità e visibilità mediatica di super cibi provenienti per esempio dall'Oriente o dal Sudamerica.

I **cibi antietà** sono molti e fanno parte di tutte le diverse categorie di alimenti. Vediamoli.

Frutta e verdura

Tutti i frutti e le verdure rientrano nella dieta antietà perché:

- hanno un **elevato contenuto di acqua** e un **ridotto apporto di calorie**
- contengono vitamine, sali minerali e sostanze antiossidanti.

Come scegliere frutta e verdura

1. fresche e di stagione
2. di diversi colori: rosso, giallo, arancio, viola-nero, verde e bianco (per esempio pomodoro, melone, mirtilli, broccoli, albicocche, lattuga, e molti altri sono ricchissimi di antiossidanti)
3. crude, frullate o centrifugate: frutta e verdura da bere, purché fresche, sono adatte a chi non tollera grandi quantità di fibre
4. poco zuccherine: se lo stile di vita è sedentario o se si è in sovrappeso, meglio limitare uva, banane, fichi e cachi
5. non sciroppate né sotto forma di marmellate, confetture o succhi di frutta

TUTTI I COLORI PER LA SALUTE DELLA PELLE	
FRUTTA E VERDURA DI COLORE ROSSO	Contengono licopene e carotenoidi, oltre a vitamina C, tutti potenti antiossidanti per la pelle. Inoltre aiutano in caso di fragilità dei capillari.
FRUTTA E VERDURA DI COLORE GIALLO-ARANCIO	Betacarotene, cioè pro-vitamina A, vitamina C e particolari antiossidanti chiamati antocianine aiutano la pelle a proteggersi dai danni del sole e dall'infiammazione, oltre ad aiutare nel combattere l'azione dei radicali liberi.
FRUTTA E VERDURA DI COLORE VERDE	La clorofilla, da cui deriva il colore verde degli ortaggi, favorisce la rigenerazione delle cellule epiteliali, svolge una potente azione antiossidante e, grazie anche all'alto contenuto di vitamina C, questi alimenti aiutano la pelle a mantenersi sana ed elastica contrastando l'azione dei radicali liberi.
FRUTTA E VERDURA DI COLORE BLU-VIOLA	Ricche di antocianine, hanno azione antiossidante contro l'azione dei radicali liberi, oltre ad avere un effetto positivo sulla produzione di collagene grazie anche alla
FRUTTA E VERDURA DI COLORE BIANCO	Tra le tante sostanze benefiche per la salute contengono anche isotiocianati che aiutano nella prevenzione dell'invecchiamento cellulare.

Come indicano le più recenti linee guida* per la prevenzione del cancro e delle patologie cardiovascolari, 10 (e non più soltanto 5) dovrebbero essere **le porzioni di frutta e verdura** da assumere ogni giorno, con predominanza di verdure fresche e crude. Ciò significa mangiare circa 400-600 g di verdura e frutta al giorno. Sembra difficile?

* *Lo studio, pubblicato sull'International Journal of Epidemiology, è stato condotto dall'Imperial college di Londra, basandosi sui dati di 95 studi su un totale di 2 milioni di persone.*

Non tanto, se pensi che una mela media pesa 250 g e un finocchio medio 350 g, ecco raggiunta la quantità di frutta e verdura giornaliera raccomandata. In realtà, bisognerebbe variare e portare sulla nostra tavola diversi tipi di verdure e frutta.

Sembra ancora più difficile? Pensa per esempio a una bella insalatona colorata con insalata, radicchio rosso, pomodori, cetrioli, carote, barbabietola, sedano, spinaci novelli, cipolla rossa, spicchi d'arancia; oppure a una pasta condita con piselli, melanzane, peperoni al forno, pomodorini saltati in padella, rucola. Colore, tanto gusto, tante verdure e salute in un unico piatto!

Cereali

È bene fare una precisazione: i cereali di cui stiamo parlando non sono quelli da colazione, ma sono i **carboidrati** che assumiamo sotto forma di pane, pasta, riso ecc.

Ovviamente, non esistono soltanto pasta di frumento e riso, da cui però si ricavano la maggior parte dei prodotti da forno o industriali, ma sono proprio gli **altri cereali**, quelli meno usati o meno sfruttati dall'industria a rientrare nella categoria dei cibi antietà per le loro proprietà nutrizionali e il basso indice glicemico.

I cereali integrali da aggiungere alla dieta sono molti:

miglio, amaranto e orzo sono cereali a più basso indice glicemico rispetto a mais, farro, avena e riso integrale, che sono comunque da preferire a una dieta basata solo su grano (soprattutto se raffinato)

quinoa e grano saraceno sono pseudo cereali, cioè si comportano da cereali (ovvero se macinati producono farine da cui è possibile produrre pane o pasta), ma in effetti si tratta di erbacee

Secondo i principi della dieta antiaging è bene:

non scegliere sempre gli stessi cereali, cioè se mangi pane integrale a colazione (realizzato con farina integrale di frumento), a pranzo meglio scegliere un'insalata di farro piuttosto che un panino e della pasta

limitare i prodotti raffinati come pane, pizza, biscotti realizzati con farine bianche (00)

limitare il consumo di cereali se lo stile di vita è sedentario

Diversi tipi di proteine

In una parola, le **proteine**, nutrienti importantissimi anche per la pelle. Così come per frutta e verdura, è meglio scegliere prodotti locali, freschi e di stagione perché più ricchi di vitamine e di antiossidanti. È vero che oggi si trova tutto, indistintamente, in ogni supermercato; tuttavia, come dimostrano gli studi sui centenari, le popolazioni longeve si nutrono dei **prodotti tipici della** loro **terra** o **del mare** o **dell'allevamento autoctono**.

Come scegliere le proteine

Pesce

Preferire pesce fresco e di stagione, meglio non di allevamento, facendo attenzione a verificarne la provenienza e a limitare il consumo di pesce affumicato. È consigliabile consumare pesce fresco 2-3 volte alla settimana.

Latticini, formaggi e affettati

Consumare al massimo una volta alla settimana, in particolare, formaggi stagionati e affettati vanno limitati perché ricchi di sale e, nel caso degli affettati, anche di conservanti. Unica eccezione quanto a limitazioni sono lo yogurt (o il kefir), che tra tutti i latticini è invece raccomandato per la salute dell'intestino perché ricco di probiotici che favoriscono l'equilibrio della flora intestinale, e il latte, da assumere in base alla tolleranza e al gusto.

Carne rossa

Va assunta con moderazione, al massimo una volta alla settimana.

Carne bianca e magra

Pollo, tacchino, coniglio, allevati in modo naturale, vanno consumati 2-3 volte alla settimana, limitando l'assunzione di affettati o preparazioni che derivano dalle loro carni perché ricchi di sale e conservanti.

Legumi

I legumi fanno tutti molto bene, e si possono consumare anche ogni giorno se tollerati; lo stesso vale per le preparazioni a base di legumi come tofu, tempeh, oltre alla pasta con farina di fagioli, ceci o lenticchie per chi non ama il sapore dei legumi. Se non hai l'abitudine a mangiare legumi e temi di gonfiarti o di avere mal di pancia, abitua il tuo intestino un po' alla volta: inizia mangiando un cucchiaio di fagioli; dopo un paio di giorni, un cucchiaio di ceci, e così via. Piccole quantità, infatti, aiutano il tuo intestino a produrre gli enzimi giusti per digerirli in sicurezza e senza "effetti collaterali".

Uova

Indicativamente consumare da 2 a 4 uova alla settimana, preferendo l'albume, ricco di proteine, al tuorlo, ricco di grassi.

QUANDO RIVOLGERSI AL MEDICO

I grassi dell'uovo non fanno salire i livelli di colesterolo nel sangue, ma se soffri di ipercolesterolemia, cioè alti livelli di colesterolo, meglio chiedere consiglio al tuo medico.

Oli vegetali

Abbiamo visto che uno dei principi base della dieta antiaging è la **riduzione delle calorie**. Dal momento che gli oli sono molto calorici, così come tutti i grassi, per rimanere giovani va limitato il loro consumo. Vanno limitati ma non evitati, perché i grassi contenuti negli oli vegetali, cioè i grassi polinsaturi Omega-3, e quelli monoinsaturi, in particolare nell'olio extravergine di oliva, fanno bene e aiutano l'organismo a mantenersi giovane.

Qualche consiglio sugli oli vegetali

1. Usali a crudo: è meglio evitarne l'impiego in cottura
2. Se non puoi evitare di cucinare con l'olio, evita di aggiungerli nelle cotture prolungate
3. Esistono molte alternative all'olio di oliva da usare a crudo: olio di semi di chia, di lino, di zucca, di noci, di nocciole, di sesamo. Burro, lardo o strutto non sono valide alternative all'olio e sono da evitare.

Un bicchiere di vino rosso

Nell'area mediterranea, chi raggiunge i cento anni segue una dieta a base di cibi locali, fa una vita attiva e beve un bicchiere di vino a pasto. Infatti il vino rosso, così come l'uva, i frutti rossi e in genere le bacche rosse contengono **resveratrolo**, che svolge un'**azione antiossidante** superiore alle vitamine C ed E e al betacarotene. Il resveratrolo ha diverse proprietà benefiche:

- è **antiossidante e antinfiammatorio:** è un'arma potente contro l'azione dei radicali liberi e del *fotoaging*. Pertanto, è un'ottima molecola antirughe rivitalizzante;
- è **vasodilatatore**: dilatando le arterie, migliora la circolazione anche a livello periferico, favorendo il passaggio di maggiori quantità di sangue, ossigeno e nutrienti anche verso la pelle. In questo modo diventa un ottimo alleato per contrastare i danni del *fotoaging*.

Senza abusarne, un bicchiere di vino rosso può quindi giovare molto alla bellezza della pelle.

Il carrello della spesa antietà

Ora che sai come scegliere gli alimenti antietà, e i principi della dieta antiaging, ecco una lista di **alimenti con proprietà antiaging** che puoi tenere con te quando vai a fare la spesa. Infatti, nel tuo carrello della spesa non dovrebbero mai mancare:

fragole, mirtilli, lamponi, more, ribes, barbabietola, pomodori

Perché?

Contengono sostanze come betacarotene, licopene e vitamina C, che contribuiscono a mantenere elastica la pelle oltre a proteggerla dall'azione dei radicali liberi dovuti ai raggi del sole. Sarà un caso che i pomodori maturano proprio al culmine della stagione estiva?

tè verde, olio extravergine di oliva, olio di canapa, olio di lino, riso integrale, ananas, curcuma

Perché?

Sono tutti alimenti ad azione antinfiammatoria. In particolare la curcuma, con il suo principio attivo, la curcumina, sembra avere un'azione protettiva nei confronti dei danni provocati dal sole sulla pelle: aggiungere un cucchiaino di curcuma a zuppe, uova, verdure o condimenti e mangiarli soprattutto nei giorni in cui ci si espone al sole, aiuta a ridurre i danni da *fotoaging*.

uva, carote, peperoni

Perché?

Aiutano a mantenere morbida la pelle grazie alla presenza di numerose vitamine (A, C, E) e di oligoelementi.

spinaci,
legumi,
cereali integrali

Perché?

Contengono grandi quantità di biotina e vitamina A che aiutano a rendere la pelle luminosa. Inoltre, essendo alimenti ricchi di fibre favoriscono anche l'eliminazione di tossine.

cavoli, broccoli,
cavolfiori,
alga spirulina,
peperoncino,
aglio, cipolla,
crescione,
ravanelli

Perché?

Sono alimenti ricchi di zolfo che favoriscono l'elasticità della pelle oltre a proteggere il collagene da eventuali danni. Se possibile, evitare la cottura prolungata di questi cibi per preservarne le proprietà.

Ricetta - Prova il couscous di cavolfiore!

Lava i fiori, mettili nel mixer e frullali. Ne otterrai una sorta di couscous bianco che puoi usare a crudo sulla pasta al pomodoro, nella frittata, o aggiungere alle verdure al vapore come se fosse un "parmigiano" vegetale.

lattuga romana, insalatina fresca,
avena, orzo, banane, albicocche,
ortiche, lenticchie rosse

Perché?

Contengono silicio che aiuta la pelle a mantenersi elastica e resistente, oltre a favorire la rigenerazione dei tessuti e quindi a "spianare" le rughe.

semi (papavero, zucca,
girasole, sesamo) e frutta secca
(pinoli, anacardi, noci
di macadamia, mandorle)

Perché?

Contengono zinco, un oligoelemento che promuove la riparazione delle cellule e del collagene; per questo è considerato il minerale "amico della bellezza".

L'indice ORAC

Sappi che sono amici della pelle tutti gli alimenti ad elevato potere ORAC. Che cosa significa? ORAC (Oxygen Radical Absorbance Capacity) è l'indice che misura la capacità antiossidante degli alimenti, la quale dipende dalla quantità di vitamine A, C, E e di ANTIOSSIDANTI presenti nei cibi. Per aiutare il nostro organismo nella lotta contro i radicali liberi, e quindi proteggerci dai danni che questi possono causare alla nostra pelle, sono sufficienti ogni giorno 5000 unità ORAC, che trovi prevalentemente in frutta e verdura fresca. Qui sotto puoi vedere il potere ORAC di alcuni degli alimenti più comuni nella nostra dieta. Ora a te fare i conti per raggiungere i tuoi 5000 ORAC al giorno.

POTERE ORAC DEGLI ALIMENTI PIÙ COMUNI	
Succo di melograno: 100 g = 6000 unità	Avocado: uno = 570 unità
Succo di uva nera: un bicchiere = 5200 unità	Peperone: uno = 530 unità
Succo di mirtillo: una tazza = 3500 unità	Kiwi: uno = 460 unità
Melograno, frutto: 100 g = 3300 unità (circa)	Cavolfiore cotto: 100 g = 400 unità
Cavolo verde cotto a vapore: 100 g = 2050 unità	Uvetta nera: un cucchiaio = 400 unità
Spinaci cotti: 100 g = 2000 unità	Cipolla: una = 360 unità
Barbabietola cotta: 100 g = 1800 unità	Melanzana: una = 330 unità
Frutti di bosco freschi: 100 g = 1500 unità	Mela: una = 300 unità
Prugne nere: 3 = 1500 unità	Pesca: una = 250 unità
Cavolini di Bruxelles cotti: 100 g = 1400 unità	Banana: una = 225 unità
Succo di pompelmo: un bicchiere = 1300 unità	Pera: una = 220 unità
Pompelmo rosa: uno = 1200 unità	Melone: 3 fette = 200 unità
Fragole: 100 g = 1200 unità	Albicocche: 3 = 170 unità
Succo di arancia: un bicchiere = 1150 unità	Pomodoro: uno = 120 unità
Arancia: una = 1000 unità	Cetrioli: uno = 40 unità
Patata arrosto: una = 600 unità	

Non solo cibo: gli integratori antirughe

Premesso che non esistono sostanze miracolose, né elisir di giovinezza, in alcuni casi o periodi della vita potrebbe essere necessario ricorrere a **integratori da assumere per bocca**, perché, per esempio, la dieta antiaging non è in grado di fornire tutti i nutrienti necessari alla pelle, oppure potrebbe esserci bisogno di aumentare la quantità di antiossidanti contro i radicali liberi in eccesso. Per fortuna esistono integratori che agiscono come dei veri e propri antirughe: alcuni combattono i fattori che fanno comparire le rughe, come per esempio **stress ossidativo, glicazione** e **infiammazione**, altri invece agiscono direttamente sulla stimolazione delle sostanze che rendono bella la pelle, come **elastina**, **collagene**, **acido ialuronico**. Vediamoli nel dettaglio.

Integratori anti radicali liberi

Per combattere l'azione dei radicali liberi, gli integratori antirughe dovrebbero contenere una o più delle seguenti sostanze, polifenoli e flavonoidi:

1. resveratrolo (antiossidante del vino rosso)
2. epigallocatechine (antiossidante del tè verde)
3. quercitina (antiossidante del Ginko Biloba)
4. vitamine A, C, E
5. carotenoidi (tra cui il licopene, antiossidante del pomodoro)
6. coenzima Q10 (antiossidante)
7. selenio
8. acido lipoico (protegge le cellule e il DNA)

Molti integratori anti radicali liberi, così come gli alimenti ricchi di antiossidanti, per preservare la loro azione devono essere conservati al riparo dalla luce o lontano da fonti di calore, possibilmente in ambienti non troppo caldi. Quindi, meglio evitare di tenerli in cucina.

Integratori anti infiammazione

Agiscono sull'infiammazione, riducendola, e devono contenere:

1. Omega-3
2. curcuma
3. acido boswelico
4. carnosina (contrasta l'effetto della glicazione)

Integratori per la pelle

Questi integratori contengono sostanze che agiscono direttamente sulla pelle andando a stimolare la produzione di collagene ed elastina.
In particolare devono contenere:

1. vitamina C
2. rame
3. zinco
4. estratti di centella asiatica
5. acido ialuronico

Una menzione particolare meritano i prodotti a base di i**drolizzato batterico di collagene**, di **elastina** e **vitamina C** che inducono il corpo a produrre una quantità maggiore di queste sostanze; sono particolarmente adatti a pelli mature.

Fitoterapici antietà: 10 piante amiche della pelle "over"

È sorprendente il numero di piante che aiutano la pelle matura a mantenersi sana. I loro principi fitoterapici, la cui efficacia è descritta in letteratura, si possono trovare in forme diverse, come integratori, creme cosmetiche, estratti. Di seguito trovi un elenco di alcune delle **piante amiche della pelle matura** ad uso topico (da applicare sulla pelle):

Ippocastano (*Aesculus hippocastanum*)

Stimolando i fibroblasti a produrre collagene, ha un effetto tonificante sulla pelle. Inoltre, sembra facilitare la guarigione delle ferite.

Aloe vera

Nota per le sue proprietà antinfiammatorie, protegge anche la pelle dai danni derivanti dai raggi solari oltre a inibire l'azione della MMP (vedi pag. 45), responsabile della perdita di tonicità della pelle.

Barberis aristata

Aiuta ad alleviare i sintomi dell'eritema solare e favorisce la produzione di collagene.

Calendula (*Calendula officinalis*)

È efficace nel controllo dell'infiammazione dovuta all'eccessiva esposizione al sole.

Centella asiatica

Importante alleata della pelle, aiuta a mantenere stabile la produzione di collagene vitale; in questo modo la pelle riacquista tono e luminosità. Inoltre, come l'aloe vera, è efficace nel controllare la MMP e aiuta a migliorare il microcircolo.

Curcuma (*Curcuma longa*)

Come già detto, è efficace contro l'infiammazione e i danni da *fotoaging*. Ad uso cosmetico, blocca la MMP favorendo la produzione di collagene.

Panax ginseng

Come la *Curcuma longa*, blocca la MMP, impedisce l'attivarsi di processi infiammatori e preserva la produzione di collagene.

Vite (*Vitis vinifera*)

Potente antiossidante grazie alla presenza di flavonoidi e vitamine C ed E, che proteggono la pelle dall'azione dei radicali liberi e mantengono attivi i fibroblasti.

Anemarrhena asphodeloides

Pianta cinese della famiglia degli asparagi, favorisce il tono della pelle e di stimolazione del grasso cutaneo e per questo è spesso presente in creme tonificanti e rassodanti.

Caffeina e tè verde

Aiutano a drenare grassi e liquidi avendo un effetto drenante (caffeina) e antiossidante (tè verde).

DIARIO ANTIRUGHE

Ora che conosci anche la dieta antiaging, è arrivato il momento di rivedere cosa hai modificato e cosa proprio non riesci (ancora) a cambiare del tuo stile di vita.

Sole e abbronzatura

Uso il cappello quando sono al sole	SÌ	NO
Uso crema solare adeguata al mio fototipo	SÌ	NO
Faccio lampade solari	SÌ	NO
Uso sempre occhiali da sole	SÌ	NO

Stile di vita

Fumo di sigaretta: Sì ☹ / Sto smettendo ☺ / Ho smesso 😉

Dormo: meno di 6 ore ☹ / più di 6 ore ☺

Faccio ginnastica per il viso: SÌ / NO

Cibo e acqua

Mangio ogni giorno frutta e verdura di colore

Rosso	SÌ	NO
Giallo-Arancio	SÌ	NO
Verde	SÌ	NO
Viola	SÌ	NO
Bianco	SÌ	NO

Bevo almeno 1,5 litri di acqua	SÌ	NO
Mangio 2-3 volte a settimana legumi	SÌ	NO
Ho ridotto il consumo di carni rosse/affettati	SÌ	NO
Ho ridotto i cibi dolci/fritti	SÌ	NO

Ancora non riesci a fare tutto come piace alla tua pelle? Non preoccuparti: **i cambiamenti iniziano da piccoli passi.** Ti consigliamo di tenere aperto questo diario e riprenderlo in mano ogni 1-2 mesi. Ti servirà per vedere, sulla carta e sullo specchio, tutti i progressi che stai facendo.

6. Trattamenti antiaging, vitamine e principi attivi

La lista della spesa è pronta, sai quali integratori e fitoterapici potrebbero servirti: cosa manca? Mancano i consigli sui trattamenti antietà, oltre alle sostanze e ai principi attivi che non dovrebbero mai mancare nelle tue creme o nei tuoi sieri antiaging, per **garantirti i nutrienti** che, dall'esterno, aiutano a ridurre i danni dell'invecchiamento sulla pelle.

Abbiamo quindi preparato un elenco di sostanze, con le loro proprietà, che fanno di una crema solo nutriente o solo idratante una crema antiaging. Partiamo dalle vitamine.

Cosmesi e vitamine

Come l'organismo ha bisogno di vitamine, così anche la pelle, dall'esterno, ne ha bisogno per mantenere al meglio la sua funzione e la sua bellezza.

VITAMINA A

Si trova nei cosmetici anche con i nomi **retinolo**, retinil acetato, retinil propinato e retinil palmitato. Sono nomi che non devono spaventare: a contatto con la pelle, infatti, si trasformano in molecole biologicamente attive di vitamina A. L'acido retinoico, invece, è una particolare molecola della vitamina A, molto efficace contro l'invecchiamento precoce, ma il suo uso è consentito solo sotto controllo medico.

Infine, dal momento che la vitamina A, in ogni sua forma, si degrada facilmente se esposta alla luce, è raccomandabile usarla in una crema da notte: la massaggi sulla pelle, vai a letto, spegni la luce e la tua vitamina di bellezza si prende cura della tua pelle mentre dormi.

Perché usare una crema a base di vitamina A

- aumenta la produzione di acido ialuronico
- favorisce l'idratazione della pelle
- stimola gli enzimi che migliorano lo spessore della pelle e la "guariscono" dalle rughe
- aumenta la produzione di collagene
- migliora l'elasticità e il tono della pelle

VITAMINA B3

Non ha un'azione diretta sulla pelle ma favorisce la produzione di sostanze che preservano il film lipidico e mantengono idratata la superficie della pelle.

Perché usare una crema a base di vitamina B3

- migliora l'idratazione della pelle
- riduce le macchie cutanee
- stimola i fibroblasti a produrre collagene
- migliora l'elasticità della pelle

VITAMINA B5

Più nota ad uso cosmetico come **acido pantotenico,** è molto usata nei prodotti per capelli o per unghie fragili. Quando si tratta di pelle, invece, la carenza di vitamina B5, anche se molto rara, si manifesta con pelle secca, tendenza a piccole lesioni e taglietti sulla pelle o sulle labbra, acne e psoriasi.

Perché usare una crema a base di vitamina B5

- favorisce la cicatrizzazione delle ferite
- ha azione antinfiammatoria
- migliora l'idratazione della pelle
- ha azione lenitiva

VITAMINA C

Spesso presente nelle creme antiaging con il nome **acido ascorbico**, la vitamina C deve la sua fama a un elevato potere antiossidante e antinvecchiamento. Meno nota invece la sua grande efficacia contro i danni del *fotoaging*.

Perché usare una crema a base di vitamina C

- migliora il colorito della pelle
- ha effetto schiarente (ma non sulle macchie)
- interviene nello stimolare la produzione di collagene
- migliora il tono della pelle
- migliora la microcircolazione
- riduce i danni da esposizione al sole

VITAMINA E

Si trova nei cosmetici con il nome **tocoferolo** o tocoferil acetato. Ha un'azione molto efficace nella protezione dei danni UV, in quanto è in grado di bloccare l'azione dei radicali liberi. Si trova spesso in associazione alla vitamina C, perché questa allunga la vita e l'azione antiossidante della vitamina E che, altrimenti, diventerebbe presto inattiva.

Perché usare una crema a base di vitamina E

- contrasta l'azione dei radicali liberi
- riduce eritemi e gonfiori dopo l'esposizione al sole
- migliora l'idratazione della pelle
- migliora la capacità della pelle di trattenere l'acqua
- assorbe i raggi UV dannosi per la pelle e per questo si trova nelle creme di protezione solare

VITAMINA F

Forse non sapevi esistesse, ma tra gli ingredienti delle creme *antiaging* l'avrai trovata senza dubbio sotto altri nomi. Infatti, la vitamina F, in realtà, include gli acidi grassi polinsaturi noti come **acido linoleico**, **acido linolenico** e acido arachidonico.

Perché usare una crema a base di vitamina F

- migliora l'idratazione della pelle
- mantiene la pelle elastica e morbida
- rallenta l'invecchiamento
- rinforza la funzione di barriera della pelle

Enzimi

Quando alla pubblicità senti annunciare una nuova crema antiaging ricca di enzimi, devi sapere che si tratta di molecole che attivano reazioni fondamentali per impedire che la pelle venga alterata da tutti quei fattori che ormai conosci. Tra gli ingredienti delle più moderne ed efficaci creme antietà potresti trovare la dicitura **superossidodismutati** (SOD), il più noto tra tutti gli enzimi, spesso usato in associazione alla vitamina A e, soprattutto, alla vitamina E, che l'enzima SOD è in grado di rigenerare.

Altri enzimi, forse più noti di SOD sono:

Glutatione

Potresti trovarlo in creme o preparazioni antiaging con il nome glutathione. Si tratta di un enzima che ha in sé la forza (e svolge la funzione) di tre enzimi insieme, che favoriscono la riparazione del DNA e mantengono la pelle sana, inalterata nelle sue funzionalità e giovane.

Coenzima Q10

Praticamente ogni crema antiaging lo contiene. Noto anche come ubichinone, è un potente antiossidante soprattutto se si trova insieme a vitamina C ed E, di cui rigenera la capacità antiossidante.

Acido alfa lipoico

Siamo certi che ne avrai già sentito parlare e forse si trova anche nella crema che usi regolarmente. Si tratta di un principio attivo molto interessante che funziona da scudo della pelle perché protegge la struttura delle cellule, protegge gli enzimi e permette loro di attivare reazioni fondamentali, e protegge anche il DNA dai danni che potrebbero derivare dai radicali liberi. L'acido alfa lipoico è usato per contrastare i segni del *fotoaging* come le macchie della pelle, le rughe intorno alle labbra e agli occhi.

Idrossiacidi della frutta

Tra tutti i principi attivi, questi sono probabilmente quelli più declamati dalle pubblicità di creme antiaging. Senza voler citare alcun marchio, tuttavia sono molto noti alcuni prodotti a base di **idrossiacidi della frutta**, cioè acido glicolico, citrico, malico e tartarico, che svolgono un'**azione esfoliante** profonda, donando alla pelle un aspetto luminoso, compatto e levigato.

Tra tutti, l'**acido glicolico** ha anche un effetto idratante della pelle, attiva la produzione di collagene e di elastina, e ha un efficace effetto tonificante.

⚠ *Attenzione alle concentrazioni:* mentre nelle creme o nei prodotti esfolianti in commercio gli idrossiacidi sono dosati per evitare l'effetto irritante sulla pelle, a concentrazioni più alte devono essere utilizzati su indicazione medica. Evitare, quindi, il fai da te.

Della stessa famiglia degli idrossiacidi della frutta fanno parte anche:

- l'**acido lattobionico**: indicato per pelli delicate, ha un potente effetto idratante, protettivo e antiossidante, particolarmente efficace contro gli effetti del *fotoaging;*
- l'**acido salicilico:** indicato nei casi di acne, aiuta a levigare la pelle grazie alla sua azione esfoliante.

Peptidi

Se non ne hai mai sentito parlare, forse è arrivato il momento di aggiornare la tua crema antiaging. I peptidi sono **amminoacidi**, sostanze molto usate nelle più moderne creme antietà perché sono in grado di:

- stimolare l'azione degli **enzimi** e quindi aumentare la capacità della pelle di proteggersi dai fattori esterni di invecchiamento e dall'attacco dei radicali liberi
- stimolare i **fibroblasti** a produrre collagene e acido ialuronico
- agire da **antiossidanti** e proteggere le cellule della pelle da ogni attacco
- controllare la **produzione di melanina** e così proteggere la pelle dalle macchie da *fotoaging*

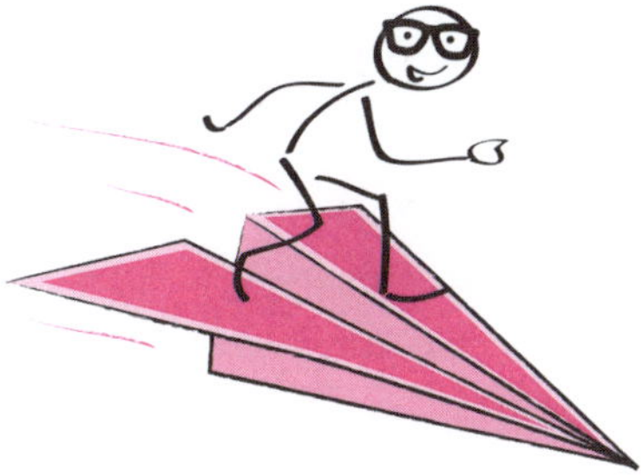

RICONOSCI I PEPTIDI	
Esistono vari tipi di peptidi con azioni diverse sulla pelle. Ecco una breve guida per riconoscerli tra gli ingredienti di una buona crema antiaging (ciascun prodotto può contenere più polipeptidi):	
Palmitoyltripeptide-28	Riduce la profondità delle rughe, ripristina lo spessore e l'elasticità della pelle.
Argirelina, o acetyl hexapeptide-8	Ha un effetto simile al botulino, previene le rughe o distende quelle dovute alla mimica facciale. Non ha effetto immediato, ma le rughe si distendono di circa il 30% dopo almeno 30 giorni di utilizzo.
Nonapeptide-1	Riduce la formazione di macchie della pelle di viso, mani e décolleté.
Esapeptide-3	Riduce la profondità delle rughe d'espressione, previene l'invecchiamento cutaneo, idrata e tonifica la pelle.
Acetil-Tetrapeptide-5	Drena le borse sotto agli occhi dovute alla ritenzione dei liquidi.
Acetyl tetrapeptide-17	Tonifica e dona luminosità alla pelle.
Carnosina	Previene l'invecchiamento precoce della pelle perché blocca l'azione dei radicali liberi e della glicazione.

Le ultime novità antiaging

Non possiamo parlare di creme antiaging senza menzionare anche:

GABA: sigla di acido gamma-aminobutirrico, è una sostanza in grado di mandare al cervello il segnale di rilassare il movimento dei muscoli. In cosmetica ne viene sfruttata l'azione locale per creare un effetto rapido sulle rughe di espressione.

Cellule staminali vegetali: si tratta di cellule non differenziate, cioè cellule giovani che non avendo ancora assunto una struttura specializzata - come per esempio quella di cellule della pelle, della mucosa intestinale, del fegato ecc. - sono in grado di riprodursi e generare altre cellule giovani. Funzionano? Una cosa è certa: anche se sono necessarie ulteriori evidenze scientifiche sulla loro efficacia, tuttavia alcune cellule staminali vegetali note con il nome di *Budleja davidii* e *Malus domestica*, hanno dimostrato un'interessante attività contro il fotoaging e quindi efficacia nel proteggere la pelle dai danni degli UV (le prime), e un'interessante attività antiossidante (le seconde).

L'ESPERTO CONSIGLIA

Trattamenti di medicina estetica

Le creme antirughe, per quanto moderne e ricche di sostante attive, sono efficaci nella prevenzione e nella riparazione dei segni meno profondi dell'invecchiamento della pelle.

Quando però c'è bisogno di un'azione più profonda per ricaricare l'orologio biologico della pelle e quindi farla tornare un po' più giovane, è necessario agire in modo più determinato.

Ciò non significa non accettare il tempo che passa: significa invece aiutare la pelle a mantenersi sana e vitale. Di seguito alcuni consigli di medicina estetica.

Bio-rivitalizzazione: contrasta e previene l'invecchiamento di viso, collo, décolleté e mani con micro iniezioni di vitamine antiossidanti, peptidi e di un particolare acido ialuronico che stimola i fibroblasti a produrre collagene ed elastina.

Quando è consigliato? Prima dei filler, insieme ai peeling, prima delle vacanze al mare per proteggere la pelle dai danni del sole, oppure dopo l'esposizione al sole per aiutare la pelle a ripararsi. Molto utile nella prevenzione e comunque indicata nel protocollo di ringiovanimento medico del viso.

Il risultato? Viso tonico e idratato, rughe distese, pelle luminosa.

Filler: sono iniezioni di acido ialuronico biocompatibile.

Il risultato? Le rughe si riempiono, in particolare quelle che dal naso scendono agli angoli della bocca e quelle sottili intorno agli occhi e alle labbra; inoltre aumenta il volume di labbra, zigomi o altre aree del viso che appaiono "svuotate".

Peeling chimici: in liquido o gel, svolgono un'azione esfoliante o schiarente.

Il risultato? Pelle levigata, luminosa, meno spessa, rughe sottili e superficiali meno evidenti.

Botulino: si tratta di una tossina-farmaco antirughe che, con micro iniezioni sulla parte alta del viso, riduce il movimento dei muscoli frontali e perioculari. Ha una durata piuttosto lunga, da 5 a 6 mesi.

Il risultato? Riduce le rughe della fronte e quelle intorno agli occhi, e se usato con attenzione ha un effetto naturale.

Fattori di crescita piastrinici: noti anche come PRP, questi fattori sono ricavati dal sangue della persona a cui poi vengono re-iniettati su viso, collo, mani, ma anche sul cuoio capelluto per promuovere la crescita di capelli.

Il risultato? Migliorano la compattezza, il tono e la struttura della pelle, che ringiovanisce sensibilmente, oltre a riparare i danni del fotoaging.

Fili biostimolanti e fili di trazione: è un trattamento piuttosto innovativo, che prevede l'utilizzo di fili particolari riassorbibili, usati anche in chirurgia cardiovascolare, per stimolare la produzione di collagene ed elastina, e dare effetto lifting.

Il risultato? In 2-3 settimane e per 5-6 mesi, a seconda della pelle, il viso si distende e ringiovanisce per i fili biostimolanti, immediato per quelli di trazione.

Acido polilattico: si tratta di micro iniezioni a effetto tonificante che stimolano la produzione di nuovo collagene.

Il risultato? Riduzione delle rughe profonde, aumento dello spessore del derma e quindi effetto "riempimento" anche di guance e di piccole cicatrici da acne.

G.P.B.

Ringiovanire in 6 mosse

1. **Mangiare sano,** con alimenti a elevato potere ORAC, molta frutta e verdura, riducendo fast food, cibi grassi, fritti e dolci fin dai 30 anni, bere molta acqua.

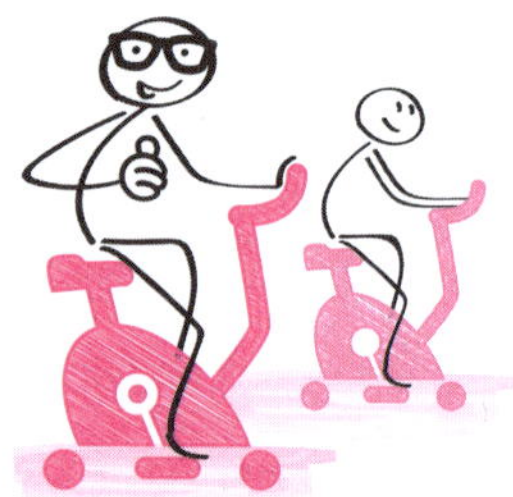

2. Praticare **attività fisica** con regolarità per mantenere in salute il corpo, garantire il giusto apporto di ossigeno ai tessuti, favorire il mantenimento di un corretto equilibrio ormonale il più a lungo possibile.
3. A 40 anni (ma se gli stili di vita non sono sani, per esempio se si fuma, è bene già a 30 anni) iniziare un **percorso personalizzato di prevenzione dell'invecchiamento** che prevede:
    - **Test genetico DNA SkinAge:** programma di prevenzione profonda e specifica che permette di agire su dieta, stili di vita, scelta dei cosmetici e trattamenti medico-estetici più adeguati, sia di correzione sia di prevenzione.
    - **Integratori specifici** sulla base del test genetico: possono non essere necessari se l'alimentazione è sana e bilanciata.

4. Chi non desiderasse seguire la strada del programma di prevenzione personalizzata su DNA, può invece iniziare con:
   - Trattamenti estetici di **pulizia del viso** e trattamenti specifici per il tipo di pelle ed età.
   - Assumere ciclicamente, due o tre volte all'anno, e in diversi periodi (meglio se dopo aver effettuato una visita di medicina estetica):
     - un **integratore antiossidant**e (resveratrolo);
     - un **integratore antinfiammatorio** (Omega-3);
     - un **integratore a base di idrolizzato batterico di collagene** o **idrolizzato di elastina** che stimoli il collagene e lo stato di nutrizione dei tessuti.

5. Trattamenti di **medicina estetica** per prevenire l'invecchiamento della pelle:
   - **Biorivitalizzazione**: anche nelle persone giovani aiuta a stimolare e a reintegrare l'acido ialuronico e l'attività dei fibroblasti per la produzione di collagene ed elastina.
   - **Peeling di varia intensità**: sempre proporzionati ai problemi della pelle, e non necessariamente aggressivi, aiutano a regolare la produzione di sebo e di collagene.

6. Quando non è più possibile prevenire, si può ringiovanire la pelle con:
   - **Filler**: uno dei più usati tra tutti i trattamenti di medicina estetica, privo di effetti collaterali, i risultati sono immediati e naturali, e non si crea l'effetto "maschera".
   - **Botulino**: secondo l'American Society for Aesthetic Plastic Surgery (ASAPS), è il più richiesto da uomini e donne, e il più usato tra tutti i trattamenti di medicina estetica dopo i 40 anni per distendere le rughe della fronte e degli occhi.
   - Dopo i 50 anni, si può ricorrere a trattamenti di **stimolazione profonda dei fibroblasti** con fattori di crescita (PRP) o fili biostimolanti o fili di trazione.
   - Contro il cedimento della pelle di gambe e braccia, si può ricorrere ai **fili biostimolanti** o **bioristrutturati** specifici per il corpo.

Uomo e donna, diversi anche nelle rughe

Si dice che gli uomini invecchino meglio delle donne, che rughe e capelli brizzolati donano più fascino all'uomo, e così via. Una cosa è certa: uomini e donne, oltre che biologicamente diversi, sono diversi anche quando si parla di rughe.

Rispetto alla pelle della donna, quella dell'uomo ha maggiori:

- spessore, resistenza e tonicità
- ghiandole che producono sebo e rendono la pelle più grassa e i pori più dilatati
- bulbi piliferi sviluppati

È più soggetta a:

- malattie cutanee come la couperose e le macchie brune (soprattutto sulla fronte)
- dermatite seborroica con desquamazione ai lati del naso e all'attaccatura dei capelli
- infezioni batteriche come acne e follicolite, cioè infiammazione del bulbo pilifero che genera brufoletti

Come nella donna, la pelle dell'uomo è:

- esposta ai fattori atmosferici e al *fotoaging*
- esposta allo stress
- soggetta alla disidratazione che accelera l'invecchiamento

Le età critiche della pelle dell'uomo

La pelle dell'uomo invecchia più lentamente rispetto a quella della donna. E questo è un fatto perché il contenuto di collagene si riduce a una velocità costante nell'arco della vita, mentre la pelle della donna viene "abbandonata" dagli ormoni con la menopausa e "l'impalcatura" di collagene ed elastina cede con effetti più evidenti e drastici rispetto all'uomo.

• Già tra i **20 e i 30 anni**, come nella donna, rallenta il processo di rigenerazione cellulare della pelle, poiché il collagene e l'elastina che la supportano cominciano a degradarsi. La pelle del viso e del corpo va mantenuta sana già da questa età, perché la tartaruga scolpita sugli addominali, menù ipocalorici e cerette dolorose non bastano a garantire un aspetto giovane dopo gli "anta".

• Dai **35 ai 50 anni**, la pelle di alcuni inizia a "raccontare" di eventuali stili di vita poco salutari, qualche aperitivo di troppo e troppo poco sonno. In questo periodo avvengono alcuni cambiamenti:

- la pelle diventa più spessa e perde luminosità;
- si possono vedere le prime macchie cutanee soprattutto sul viso di uomini che amano prendere il sole e nei fumatori. Nella maggior parte dei casi sono macchie benigne, ma talvolta vanno studiate più approfonditamente per evitare che degenerino;
- quando la pelle è grassa possono comparire o essere più evidenti iperplasie sebacee, ovvero ingrossamenti delle ghiandole che producono il sebo e rendono la trama della pelle irregolare;
- cambia l'espressione perché possono formarsi "borse" sotto agli occhi che contribuiscono a rendere lo sguardo più stanco;
- le rughe statiche, cioè quelle rughe legate alla perdita di volume e di elasticità, cominciano a rendersi più evidenti, mentre quelle dinamiche legate ai movimenti di espressione del volto cominciano a diventare statiche, e sono presenti anche a riposo;
- il parziale cedimento cutaneo si fa più marcato rendendo evidente la perdita di volume delle guance;
- nelle pelli predisposte, inoltre, si accentuano le taleangectasie del volto, ovvero la dilatazione di piccoli vasi sanguigni.

• Tra **i 50 e i 60 anni,** generalmente la pelle inizia a perdere tono, soprattutto sulle guance e nella zona intorno agli occhi, perché il grasso sotto la pelle scende e si deposita sotto agli occhi. Anche la pelle delle palpebre e della zona sotto il mento frequentemente inizia a rilassarsi influenzando così l'armonia estetica dello sguardo e del profilo.

• Negli **over 60** la pelle continua a perdere tono ed elasticità, le rughe sono più profonde e aumenta la presenza di macchie cutanee. E da qui in poi, il processo di invecchiamento continua proprio come nella donna.

LE DIETE ANTIAGING PER LA *REMISE EN FORME* DELLA PELLE

Eccoci alle diete, con ricette e consigli studiati per raggiungere ogni giorno la quantità di antiossidanti (in base all'**indice ORAC**) che aiutano a contrastare i radicali liberi e lo stress ossidativo. Questo, insieme a una corretta e adeguata idratazione, che qui trovi potenziata da succhi e centrifugati ricchi anche in vitamine per la pelle e antiossidanti, aiuta la pelle a rallentare, dall'interno, il processo di invecchiamento.

Di seguito proponiamo 2 diete, da 2 settimane ciascuna, studiate in base alla stagione: primavera/estate e autunno/inverno. **Non si tratta di diete dimagranti** – per questo troverai anche suggerimenti per alcuni dolci e dessert – ma seguendole potresti vedere sia benefici sulla pelle sia sulla bilancia.

Se non ti piace qualche alimento, per esempio i legumi, puoi sostituirli con altre proteine facendo attenzione a non esagerare con la carne – ricordi i principi della dieta antiaging? – ma non farti mai mancare le verdure fresche.

Alla fine delle due settimane, la pelle sarà più luminosa e, forse, ti sorprenderai anche di sentirti meglio.

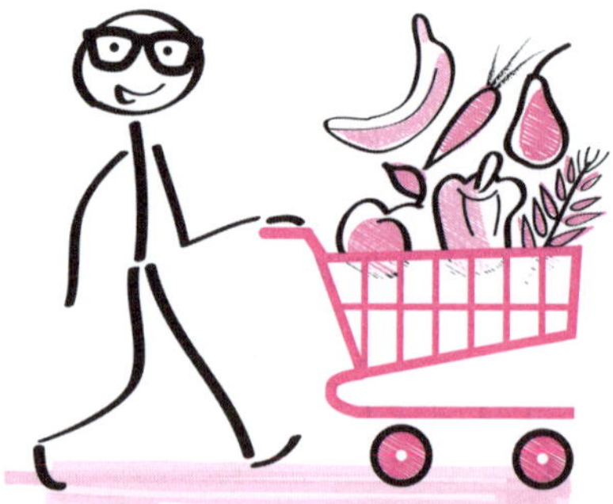

TEST INIZIA LA TUA DIETA DI BELLEZZA ANTIAGING!

Inizio oggi: ....../....../......

☐ Dieta primavera/estate ☐ Dieta autunno/inverno

Dai un punteggio da 1 a 10. Come vedo la mia pelle?

Rughe

MOLTE				POCHE					NESSUNA
☐	☐	☐	☐	☐	☐	☐	☐	☐	☐
1	2	3	4	5	6	7	8	9	10

Tono/compattezza

POCO COMPATTA				INVARIATA					COMPATTA
☐	☐	☐	☐	☐	☐	☐	☐	☐	☐
1	2	3	4	5	6	7	8	9	10

Luminosità

POCO LUMINOSA				INVARIATA					LUMINOSA
☐	☐	☐	☐	☐	☐	☐	☐	☐	☐
1	2	3	4	5	6	7	8	9	10

Dieta antiaging primavera/estate

PRIMA SETTIMANA

LUNEDÌ

Colazione	tè verde + uno yogurt + 2 cucchiai di fiocchi di avena e orzo + un cucchiaio di semi di girasole
Spuntino	succo di mirtillo + 3 prugne nere = 5000 unità ORAC
Pranzo	insalata tropicale con mango, avocado, rucola e pomodori + 2 fette di pane integrale
Spuntino	macedonia (una pesca + una banana + un cucchiaio di semi di girasole)
Cena	insalata d'orzo (70 g) con pomodorini, cetrioli, curcuma e lenticchie (50 g, anche già cotte)

MARTEDÌ

Colazione	porridge con nocciole e miele (un bicchiere di latte di soia con 3 cucchiai di fiocchi di avena da far cuocere per 5 minuti in un pentolino + una manciata di nocciole tritate) + tè a piacere + 100 g di mirtilli freschi = 2000 unità ORAC
Spuntino	macedonia (una pesca + una banana tagliate a pezzetti + un cucchiaio di semi di sesamo + mezzo limone spremuto)
Pranzo	200 g di spinaci cotti (= 4000 unità ORAC) + 100 g di salmone al forno con zenzero e limone + 1-2 fette di pane integrale
Spuntino	30-40 g di frutta secca non salata né tostata (mandorle, pistacchi, anacardi, noci di macadamia)
Cena	**peperoni al forno ripieni** (vedi ricetta a pag. 120) + insalata fresca a piacere

MERCOLEDÌ

Colazione	tè verde + uno yogurt + 3 **biscotti di avena e frutta** (vedi ricetta a pag. 116) + un bicchiere di spremuta d'arancia (= 1150 unità ORAC)
Spuntino	un bicchiere di succo di melograno + una manciata di frutta secca non tostata né salata = 6000 unità ORAC
Pranzo	insalata di quinoa (80 g), melanzane, pomodori e basilico
Spuntino	centrifugato di ananas, fragola e mela (3 fette di ananas, una mela, 100 g di fragole) = 3100 unità ORAC
Cena	insalata di carote e anacardi (una carota, una costa di sedano, 20 g di anacardi, un pizzico di semi di papavero) + 150 g di pesce azzurro (per esempio sgombro) al forno

GIOVEDÌ

Colazione	uno yogurt + macedonia (3 albicocche, 100 g di ciliegie, un cucchiaio di uvetta nera, 4 prugne nere) = 2070 unità ORAC
Spuntino	un **tortino soffice alle carote** (vedi ricetta a pag. 124)
Pranzo	insalata di fagiolini (300 g), pomodori e feta (100 g) + 2 fette pane integrale =1600 unità ORAC
Spuntino	centrifugato di melone, carota e zenzero (3 fette di melone, una carota e un pezzetto di zenzero di circa un cm) = 800 unità ORAC
Cena	riso integrale con asparagi + un uovo in camicia + una fetta di pane integrale

VENERDÌ

Colazione	un bicchiere di spremuta di pompelmo = 1300 unità ORAC + uno yogurt + un muffin ai frutti di bosco + un cucchiaino di semi di chia
Spuntino	frullato banana e kiwi (una banana e un kiwi, 150 ml di latte anche di soia, un cucchiaino di cannella)
Pranzo	**pasta integrale con crema di asparagi e fave** (vedi ricetta a pag. 119)
Spuntino	un bicchiere di succo di mirtillo + una mela = 3800 unità ORAC
Cena	frittatina con porri e zucchine (due uova, un quarto di porro e una zucchina piccola) + una fetta di pane integrale + gelato alla frutta (2 gusti a piacere)

SABATO

Colazione	succo di mirtillo + 2 fette di pane integrale + un cucchiaino di miele + 100 g di fragole = 4700 unità ORAC
Spuntino	macedonia di frutta e carote (una pesca gialla, una albicocca, mezza carota, succo di limone a piacere, un cucchiaio di bacche di goji, miele a piacere) = 400 unità ORAC
Pranzo	piadina integrale farcita con 100 g di tacchino (petto di tacchino alla piastra a listarelle) e insalata verde
Spuntino	un **tortino soffice alle carote** (vedi ricetta a pag. 124)
Cena	pizza gamberetti e rucola

DOMENICA

Colazione	una tazza di latte vegetale + 2 cucchiai di fiocchi di avena e orzo + una banana + tè verde
Spuntino	100 g di lamponi + 3 albicocche + un bicchiere di spremuta d'arancia = 3000 unità ORAC
Pranzo	una fetta abbondante di **torta salata al profumo d'estate** (vedi ricetta a pag. 123)
Spuntino	30-40 g di mandorle e noci di macadamia
Cena	**vellutata di carote e ceci speziata** (vedi ricetta a pag. 125) + 150 g di tacchino alla piastra + insalatina verde mista + **pudding ai frutti rossi** (vedi ricetta a pag. 122) (una porzione = 2000 unità ORAC)

SECONDA SETTIMANA

LUNEDÌ

Colazione	**pudding ai frutti rossi** (vedi ricetta a pag. 122) (una porzione = 2000 unità ORAC) + tè verde
Spuntino	frullato di pesca, kiwi e anguria (una fetta di anguria, una pesca e 2 kiwi) = 1500 unità ORAC
Pranzo	sandwich di tonno e avocado (2 fette di pane integrale, 100 g di tonno all'olio sgocciolato, mezzo avocado frullato con succo di limone) + un bicchiere di spremuta di pompelmo rosa = 1300 unità ORAC
Spuntino	un gelato alla frutta (2 gusti a piacere)
Cena	barbabietole rosse (100 g) e carote grattugiate (300 g) saltate in padella +una fetta di pane integrale + insalata con 3 pomodori e un cetriolo = 400 unità ORAC

MARTEDÌ

Colazione	tè verde + un **tortino soffice alle carote** (vedi ricetta a pag. 124) + un bicchiere di succo di mirtilli = 3500 unità ORAC
Spuntino	macedonia (100 g di fragole + una pesca)
Pranzo	salmone al forno con succo d'arancia e zenzero + verdure saltate in padella (3 pomodori, una melanzana, un peperone) = 1220 unità ORAC + 2 fette di pane integrale
Spuntino	crudité di carote, cetrioli, indivia condite con il succo di un limone
Cena	**crocchette di fave e pomodorini** (vedi ricetta a pag. 117) + 100 g di spinaci cotti con un cucchiaio di semi di sesamo = 2000 unità ORAC

MERCOLEDÌ

Colazione	tè verde + 2 fette di pane integrale con mezzo avocado frullato e un cucchiaino di miele spalmati sopra
Spuntino	uno yogurt con frutta di stagione a pezzetti + un bicchiere di spremuta d'arancia =1100 unità ORAC
Pranzo	couscous con verdure miste saltate + petto di tacchino tagliato a cubetti
Spuntino	frullato di pompelmo, cetriolo e menta (un pompelmo, un cetriolo, foglioline di menta per guarnire) = 1350 unità + 3 prugne nere = 1500 unità TOTALE = 2850 unità ORAC
Cena	frittata agli asparagi (2 uova e 5 punte di asparagi) + insalatina mista a piacere + 2 fette pane integrale

GIOVEDÌ

Colazione	una tazza di latte vaccino o vegetale + 3 cucchiai di fiocchi di avena + un bicchiere di spremuta d'arancia
Spuntino	centrifugato allo zenzero (un pezzetto di zenzero da 1-2 cm, 2 carote, una mela renetta) + 2 **pancakes vegani ai mirtilli** (vedi ricetta a pag. 119)
Pranzo	insalata di finocchi e rapanelli + 2 fette di pane integrale + 2 cucchiai di hummus di ceci biologico (già pronto) + un bicchiere di succo di melograno = 6000 unità ORAC
Spuntino	frullato di albicocche, prugne e melone (3 albicocche, una fetta di melone, 3 prugne)
Cena	tagliolini integrali (70 g) con **pesto di pistacchi** (vedi ricetta a pag. 121) + 100 g di ricotta o formaggio caprino fresco + verdure miste al vapore (a piacere)

VENERDÌ

Colazione	tè verde + macedonia (100 g di fragole e una pesca) + 2 cucchiai di semi di girasole e di zucca tritati + un cucchiaio di yogurt a piacere + un bicchiere di succo di mirtilli = 3500 unità ORAC
Spuntino	Centrifugato di melone, pesca e zenzero (3 fette di melone, una pesca, un pezzetto di zenzero da 1-2 cm) = 550 unità ORAC
Pranzo	2 **hamburger vegetariani** (vedi ricetta a pag. 117) + insalata mista a piacere
Spuntino	una fetta di anguria
Cena	orecchiette (70 g) con carciofi saltati e mandorle tritate + 100 g di pesce bianco a piacere alla piastra + 200 g di asparagi al vapore

SABATO

Colazione	uno yogurt + un cucchiaio di uvetta + un cucchiaio di semi di girasole, di zucca e di chia tritati insieme + tè verde
Spuntino	un muffin ai frutti di bosco + un bicchiere di spremuta di pompelmo rosa
Pranzo	zucchine e patate al forno gratinate + 200 g di spinaci saltati in padella = 2000 unità ORAC
Spuntino	fragole golose (10 fragole, una manciata di mandorle tritate, un cucchiaino di zucchero di canna, 15 g di cioccolato fondente grattugiato) = 1200 unità ORAC
Cena	**riso venere all'arancia e gamberi** (vedi ricetta a pag. 123)

DOMENICA

Colazione	una tazza di latte vegetale + 2 fette di pane integrale con marmellata senza zucchero
Spuntino	uno yogurt con 100 g di fragole a pezzetti + un bicchiere di succo di melograno = 6000 unità ORAC
Pranzo	branzino al forno + carciofi stufati con prezzemolo e aglio
Spuntino	due fette di ananas + gelato alla frutta (2 gusti a piacere)
Cena	**tortino di miglio** (vedi ricetta a pag. 124) + insalata verde mista a piacere + macedonia (3 albicocche, una pesca, 200 g di anguria, un cucchiaio di semi di girasole tritati)

TEST COME MI VEDO?

Sono già passate due settimane e finisco oggi: ....../....../......

Guardati allo specchio: vedi qualche cambiamento?

Dai un punteggio da 1 (nessun miglioramento) **a 10** (buon miglioramento).

Rughe

1	2	3	4	5	6	7	8	9	10

Tono/compattezza

1	2	3	4	5	6	7	8	9	10

Luminosità

1	2	3	4	5	6	7	8	9	10

A questo punto, potresti vedere anche alcuni effetti sul tuo benessere generale. Quali hai ottenuto in queste due settimane di dieta antiaging?

Perdita di peso

SÌ

Pesavo Kg ....

Peso Kg ....

NO

Miglioramenti

migliore digestione SÌ NO

pancia sgonfia SÌ NO

umore migliorato SÌ NO

maggiore energia SÌ NO

Altri benefici

....

....

....

....

Dieta antiaging autunno/inverno

PRIMA SETTIMANA

LUNEDÌ

Colazione	tè verde + 3 **biscotti di avena e frutta** (vedi ricetta a pag. 116) + uno yogurt
Spuntino	macedonia invernale (una pera, 4 noci, un pizzico di cannella a piacere, 15 g di cioccolato fondente a pezzetti) = 1200 unità ORAC
Pranzo	**tortino di miglio** (vedi ricetta a pag. 124) + 80 g di tonno al naturale
Spuntino	**dessert "cuore di mela"** (vedi ricetta a pag. 117) + un bicchiere di succo di melograno = 6000 unità ORAC
Cena	**vellutata di piselli, porro e menta** (vedi ricetta a pag. 125) + 100 g di formaggio a piacere + 2 fette di pane integrale o 4 cucchiai di polenta (va bene anche quella precotta)

MARTEDÌ

Colazione	una tazza di latte vaccino o vegetale + 2 cucchiai di muesli non zuccherato + una pera con un cucchiaino di cannella
Spuntino	macedonia (3 prugne nere, 100 g di frutti di bosco) = 3000 unità ORAC
Pranzo	bocconcini di pollo (150 g) saltati in padella con curry e 2-3 cucchiai di panna di soia + 100 g cavolfiore + 100 g di fagiolini = 800 unità ORAC + una fetta di pane integrale
Spuntino	una fetta di pane integrale + un cucchiaio di **burro di noccioline fatto in casa** (vedi ricetta a pag. 116)
Cena	**zuppa di farro, zucca e carote** (vedi ricetta a pag. 126) + 2 quadratini di cioccolato fondente

MERCOLEDÌ

Colazione	tè verde + uno yogurt + 40 g di nocciole + una banana = 4580 unità ORAC
Spuntino	frullato di frutti di bosco (un bicchiere di frutti di bosco e mezzo bicchiere di latte vegetale)
Pranzo	insalata calda di farro (70 g) con verdure miste a piacere
Spuntino	un bicchiere di succo di arancia = 1150 unità ORAC + 3 **biscotti di avena e frutta** (vedi ricetta a pag. 116)
Cena	frittata con broccoli + 2 fette di pane integrale

GIOVEDÌ

Colazione	un bicchiere di succo di mirtillo = 3500 unità ORAC + uno yogurt + 2 cucchiai di fiocchi di avena e orzo + un cucchiaio di semi di zucca
Spuntino	un bicchiere di succo di pompelmo + una mela = 1600 unità ORAC
Pranzo	insalata di radicchio e noci + 80 g di sgombro al naturale + 2 fette pane integrale
Spuntino	macedonia (una mela e 100 g di frutti di bosco freschi) = 1800 unità ORAC
Cena	**zuppa di castagne e ceci** (vedi ricetta a pag. 126) + 2 fette di pane integrale tostato + un **tortino soffice alle carote** (vedi ricetta a pag. 124)

VENERDÌ

Colazione	tè verde + 2 fette di pane integrale con mezzo avocado frullato e un cucchiaino di miele spalmati sopra
Spuntino	macedonia invernale (un'arancia, un mandarino, una manciata di mandorle e pinoli)
Pranzo	cavolfiori (200 g) al vapore con uvetta (un cucchiaino) e pinoli (un cucchiaino) + 100 g di formaggio a piacere
Spuntino	un bicchiere di succo di uva nera = 5200 unità ORAC + 3 **biscotti di avena e frutta** (vedi ricetta a pag. 116)
Cena	riso basmati (60 g) con gamberetti (100 g) e curcuma + cavolini di bruxelles al forno

SABATO

Colazione	tè verde + 2 **pancakes vegani ai mirtilli** (vedi ricetta a pag. 119)
Spuntino	mix di frutta secca (5 mandorle, un cucchiaio di uvetta nera, 3 noci di macadamia) = 500 unità ORAC
Pranzo	**insalata di polpo agli agrumi** (vedi ricetta a pag. 118) + fagiolini e patate al vapore
Spuntino	un bicchiere di succo di mirtilli = 3500 unità ORAC
Cena	pizza integrale con spinaci e ricotta

DOMENICA

Colazione	tè verde + porridge con nocciole e miele (un bicchiere di latte di soia con 3 cucchiai di fiocchi di avena da far cuocere per 5 minuti in un pentolino + una manciata di nocciole tritate)
Spuntino	centrifugato di barbabietola, limone e zenzero (una barbabietola sbucciata e tagliata a pezzetti, succo di un limone, un pezzetto di zenzero di 1-2 cm)
Pranzo	2 **hamburger vegetariani** (vedi ricetta a pag. 117), ma senza pane + una patata arrosto (= 600 unità ORAC) + insalata tiepida di carote e mandorle tritate
Spuntino	pera golosa (una pera cotta al forno e guarnita con un cucchiaio di cioccolato fondente sciolto)
Cena	200 g di spinaci saltati in padella con semi di sesamo (= 4000 unità ORAC) + hummus di ceci biologico (già pronto) + 3 fette di pane integrale tostato

SECONDA SETTIMANA

LUNEDÌ

Colazione	tè verde + 2 fette di pane integrale con composta di lamponi (2 cucchiai di lamponi schiacciati con una forchetta, un cucchiaino di miele, un cucchiaino di cannella)
Spuntino	uno yogurt + 30 g di frutta secca non salata né tostata (mandorle, pistacchi, anacardi, noci di macadamia)
Pranzo	insalata di cavolo, finocchi e arancia + 80 g di tonno al naturale + 2 fette di pane integrale + 3 **biscotti di avena e frutta** (vedi ricetta a pag. 116)
Spuntino	un bicchiere di succo di melograno = 6000 unità ORAC
Cena	crema di lenticchie rosse decorticate (80 g di lenticchie rosse cotte, frullate con 5 pomodorini, curcuma, olio e sale) + 2 fette di pane integrale tostato

MARTEDÌ

Colazione	una tazza di latte vaccino o vegetale + 2 cucchiai di fiocchi di orzo + un frutto a piacere
Spuntino	un bicchiere di succo di mirtillo = 3500 unità ORAC + un **tortino soffice alle carote** (vedi ricetta a pag. 124)
Pranzo	couscous con verdure miste saltate + 50 g di fagioli cotti (anche quelli già pronti)
Spuntino	cioccolata calda (50 g di cioccolato fondente = 6500 unità ORAC, 70 g di cacao in polvere, un cucchiaio di amido di mais in 100 ml di latte da mescolare e cuocere a fiamma media fino a una consistenza densa e cremosa)
Cena	quinoa (70 g) con broccoli + 2 fette di pane integrale + un uovo in camicia

MERCOLEDÌ

Colazione	una spremuta di arancia = 1150 unità ORAC + uno yogurt + 2 cucchiai di muesli senza zucchero
Spuntino	centrifugato di cetriolo, mela e zenzero (un cetriolo, una mela e un pezzetto di zenzero di un cm)
Pranzo	insalata di barbabietole, arance e cavolo bianco (una barbabietola cotta, un'arancia e un pezzetto di cavolo cappuccio tagliato a listarelle) + 2 fette di pane tostato integrale + 60 g di salmone fresco cotto a piacere
Spuntino	tè verde + un **tortino soffice alle carote** (vedi ricetta a pag. 124)
Cena	pasta integrale (70 g) con **pesto di pistacchi** (vedi ricetta a pag. 121) + carciofi saltati in padella

GIOVEDÌ

Colazione	tè verde + macedonia (mezza mela, una banana, mezza pera, un cucchiaio di uvetta) = 1145 unità ORAC
Spuntino	un bicchiere di spremuta di arancia = 1150 unità ORAC + 2 **pancakes vegani ai mirtilli** (vedi ricetta a pag. 119)
Pranzo	insalata di zucca e feta (150 g di zucca a tocchetti cotta al forno, 40 g di feta a pezzetti, 3 noci macadamia) + 2 fette di pane integrale + 80 g di tonno al naturale
Spuntino	mix di frutta secca (5 mandorle, un cucchiaio di frutti rossi disidrati, un cucchiaio di pinoli)
Cena	**zuppa di farro, zucca e carote** (vedi ricetta a pag. 126) + insalata mista a piacere

VENERDÌ

Colazione	tè verde + uno yogurt + un cucchiaio di semi misti tritati + una fetta di pane integrale con un cucchiaio di **burro di noccioline fatto in casa** (vedi ricetta pag. 116)
Spuntino	un bicchiere di succo di mirtillo = 3500 unità ORAC
Pranzo	cavolfiore ripassato in padella con aglio, olio e peperoncino + frittata ai funghi + 2 fette di pane integrale
Spuntino	frullato (una mela, una carota, succo di un limone, mezzo bicchiere di latte di soia) = 600 unità ORAC
Cena	**polpette di fagioli** (vedi ricetta a pag. 121) + insalata di carote (2), finocchio (uno) e patata lessa (una) + 2 fette di pane integrale tostato

SABATO

Colazione	tè verde + 2 **pancakes vegani ai mirtilli** (vedi ricetta a pag. 119)
Spuntino	centrifugato (una carota, una mela, succo di un pompelmo rosa) = 1500 unità ORAC
Pranzo	insalata di ceci (già cotti) e verdure crude miste + 2 fette di pane integrale tostato + 3 **biscotti di avena e frutta** (vedi ricetta a pag. 116)
Spuntino	un bicchiere di succo di melograno + 100 g di mirtilli = 3000 unità ORAC
Cena	pizza integrale con scamorza e radicchio

DOMENICA

Colazione	coppa di frutta golosa (una banana, 2 cucchiai di fiocchi di orzo, un cucchiaino di miele, 30 g di cioccolato fondente a pezzetti, un cucchiaio di yogurt naturale) = 3900 unità ORAC
Spuntino	mousse di mela e cannella (2 mele frullate, da scaldare in un pentolino con un cucchiaino di miele e un cucchiaino di cannella)
Pranzo	filetti di orata al forno con zenzero + insalata di carote e mandorle saltate in padella + 2 fette di pane integrale
Spuntino	una tazza piccola di popcorn (meglio fatti in casa con la macchinetta ad aria e senza olio)
Cena	**polpettine di quinoa ed erbette** (vedi ricetta a pag. 121) + **purè di bieta** (vedi ricetta a pag. 122)

COME MI VEDO?

Sono già passate due settimane e finisco oggi: ....../....../......

Guardati allo specchio: vedi qualche cambiamento?

Dai un punteggio da 1 (nessun miglioramento) **a 10** (buon miglioramento).

Rughe

1	2	3	4	5	6	7	8	9	10

Tono/compattezza

1	2	3	4	5	6	7	8	9	10

Luminosità

1	2	3	4	5	6	7	8	9	10

A questo punto, potresti vedere anche alcuni effetti sul tuo benessere generale. Quali hai ottenuto in queste due settimane di dieta antiaging?

Perdita di peso

SÌ

Pesavo Kg ....

Peso Kg ....

NO

Miglioramenti

migliore digestione	SÌ	NO
pancia sgonfia	SÌ	NO
umore migliorato	SÌ	NO
maggiore energia	SÌ	NO

Altri benefici

....

....

....

....

RICETTE

(Gli ingredienti si intendono per una persona, eccetto dove diversamente indicato)

BISCOTTI DI AVENA E FRUTTA

(Dosi per circa 10-12 biscotti)

2 tazze di fiocchi di avena, una banana, una mela grande, una manciata di frutta secca mista a piacere

- Frulla grossolanamente nel mixer i fiocchi di avena e la frutta secca, senza ridurli in farina.
- Unisci la banana e la mela, precedentemente frullate e ridotte in purea.
- Su una teglia ricoperta di carta da forno versa un cucchiaio di impasto per ogni biscotto, appiattendo in superficie per conferirgli una forma regolare.
- Cuoci in forno preriscaldato a 180 °C per circa 15 minuti.

BURRO DI NOCCIOLINE FATTO IN CASA

(Dosi per un barattolo; ricetta non adatta in caso di allergia alle arachidi)

100 g di arachidi biologiche sbucciate non salate, un cucchiaino scarso di sale, un cucchiaio abbondante di olio extravergine di oliva

- Tosta le arachidi nel forno preriscaldato a 160 °C per 5-8 minuti. Fai attenzione al tempo perché è facile bruciarle.
- Frulla le arachidi in un mixer finché non si crea una pasta granulosa. Aggiungi l'olio a filo mentre fai andare il frullatore, come se dovessi fare una salsa. Quando la crema è pronta, aggiungi il sale.
- Versa il burro di noccioline in un vasetto di vetro a chiusura ermetica e conservalo in frigorifero. Va consumato entro 3-4 giorni.

CROCCHETTE DI FAVE E POMODORINI

250 g di fave secche, 6 cucchiai di parmigiano grattugiato, 2 carote, 10 pomodorini, mezzo cucchiaino di lievito per torte salate, uno spicchio d'aglio, una manciata di basilico, una manciata di prezzemolo, olio extravergine di oliva, sale, pepe rosa

- Scola le fave lasciate in ammollo per tutta la notte. Versale nel mixer e frullale con l'aglio e con le carote, sbucciate e tagliate a pezzetti, fino a ottenere una purea omogenea (se necessario aggiungi un po' d'acqua).
- Incorpora i pomodorini tagliati a pezzetti, il parmigiano grattugiato, il sale, il prezzemolo, il basilico, il lievito e mescola con un cucchiaio.
- Scalda il forno a 200 °C; disponi su una teglia della carta forno e adagiaci il composto componendo delle piccole crocchette con l'aiuto di due cucchiai. Condisci con un filo d'olio e metti nel forno caldo per 15 minuti finché le crocchette non avranno la superficie dorata. Togli dal forno, lascia intiepidire e servi con una spolverata di pepe rosa.

DESSERT "CUORE DI MELA"

Una grossa mela, un cucchiaio di marmellata senza zucchero, mezzo limone, 5 mandorle, mezzo cucchiaino di cannella in polvere

- Taglia a metà la mela, ricavane due cuori con un coltellino affilato eliminando il torsolo e i semi; tieni da parte la polpa rimossa.
- In una ciotola mescola la polpa rimossa tagliata sottile, un cucchiaio di marmellata (gusto a piacere), la spremuta di mezzo limone, 5 mandorle tritate grossolanamente, mezzo cucchiaino di cannella in polvere.
- Con un cucchiaino riempi il "cuore di mela", avvolgilo in un fagottino di carta stagnola e mettilo in forno a 160 °C per circa 30 minuti. Servi caldo e mangia al cucchiaio raccogliendo il "succo di mela" caldo che la cottura lascia all'interno del fagottino.

HAMBURGER VEGETARIANI

80 g di fagioli rossi già lessati, 50 g di spinaci, 2 pagnottine di pane integrale, un pomodoro, qualche foglia di insalata, maionese light, succo di limone, curry, una manciata di prezzemolo, sale, olio extravergine di oliva

- Lava bene gli spinaci e cuocili in una padella con un filo d'olio, uniscili ai fagioli scolati e sciacquati e frulla tutto fino ad ottenere un impasto omogeneo (se necessario, aggiungi un cucchiaio di olio o di acqua).
- Aggiungi le spezie, il prezzemolo fresco tritato, il succo di limone, sala e impasta il tutto con le mani leggermente infarinate.
- Avvolgi il composto con la pellicola e lascia riposare in frigorifero per almeno 8 ore.
- Trascorso il tempo di riposo, togli l'impasto dal frigorifero e forma 2 palline, schiacciale leggermente, disponile su una teglia ricoperta con carta da forno, cospargi con un po' di olio e inforna a 200 °C per circa 30 minuti.
- Nel frattempo, lava l'insalata e i pomodori e taglia a metà i panini. Per comporre i panini, spalma un velo di maionese, aggiungi qualche foglia di insalata e fettine di pomodoro, adagia gli hamburger e chiudi con l'altra metà del pane.

INSALATA DI POLPO AGLI AGRUMI

(Dosi per 4 persone)

un polpo medio fresco, 2 carote grandi, mezzo finocchio grande, 2 cucchiai di capperi dissalati, un'arancia, un limone, olio extravergine di oliva, succo di limone, zenzero fresco grattugiato

- Lava il polpo e cuocilo per 10 minuti in pentola a pressione con abbondante acqua salata e mezzo limone tagliato a tocchetti. Al termine della cottura lascia il polpo nella pentola e prepara l'insalata.
- Lava le verdure, tagliale a fettine sottili e mettile in una ciotola capiente. Aggiungi i capperi dissalati e ben lavati, l'olio, il succo di limone, sbuccia e taglia l'arancia a tocchetti.
- Mescola tutti gli ingredienti e lascia riposare per 10 minuti.
- Scola il polpo, taglialo a tocchetti e uniscilo alle verdure, mescolando per amalgamare bene il tutto. Aggiusta di olio e aggiungi una spolverata di zenzero.

PANCAKES VEGANI AI MIRTILLI

(Dosi per 4 pancakes)

125 g di farina integrale, 250 ml di latte di soia (o di mandorla), un cucchiaio di semi di lino macinati, un cucchiaio di olio di cocco (o olio di semi), un cucchiaio di aceto di mele, un cucchiaino di zucchero di canna, un cucchiaino di lievito per dolci in polvere, un pizzico di sale, olio di semi per ungere la padella, 80 g di mirtilli, miele

- Unisci due cucchiai di acqua fredda ai semi di lino macinati, e lascia a riposo. Nel frattempo, sciogli l'olio di cocco in una padella piccola a fuoco medio, poi lascia raffreddare.

- Versa il latte di soia (o di mandorle) e l'aceto in una ciotola, aggiungi l'olio di cocco e la miscela di semi di lino. Mescola il tutto accuratamente.

- In un'altra ciotola, unisci il lievito e lo zucchero alla farina, aggiungi un pizzico di sale e forma un buco al centro; versaci sopra lentamente il composto liquido mescolando bene e cercando di eliminare i grumi. Aggiungi la metà dei mirtilli.

- Ungi una padella con l'olio di semi. Con un mestolo da minestra, prendi l'impasto e versalo al centro della padella (un mestolo pieno è la quantità perfetta per un pancake). Cuoci il pancake per due minuti, finché in superficie non compaiono delle piccole bolle. A questo punto gira il pancake aiutandoti con una paletta, cuoci per altri due minuti e toglilo dalla padella. Ripeti l'operazione col resto dell'impasto.

- Servi i pancakes ben caldi, accompagnandoli con i mirtilli tenuti da parte e del miele a filo.

PASTA INTEGRALE CON CREMA DI ASPARAGI E FAVE

70 g di pasta integrale, mezzo mazzo di asparagi, 50 g di fave fresche sgranate, uno scalogno piccolo, due cucchiai di panna di soia, olio extravergine di oliva, sale

- Lava gli asparagi ed elimina la parte più dura del gambo. Taglia a rondelle sia le punte che il gambo rimasto e falli saltare in una padella antiaderente con poco olio e con lo scalogno tritato finemente. Aggiungi un pizzico di sale e, se necessario, un goccio d'acqua.

- Lascia cuocere a fiamma bassa per circa 10 minuti (gli asparagi dovranno risultare morbidi).
- A fine cottura, aggiungi le fave sgranate, lasciandone da parte una manciata per guarnire il piatto, e fai saltare per altri 5 minuti.
- Spegni il fuoco e versa tutto in una ciotola dai bordi alti, aggiungi la panna di soia e frulla con il frullatore a immersione.
- Assaggia e aggiusta di sale. A parte cuoci la pasta. Quando è pronta, scolala e condiscila con la crema di asparagi e fave; guarnisci il piatto con le fave fresche tenute da parte.

PEPERONI AL FORNO RIPIENI

(Dosi per 4 persone)

4 peperoni di diversi colori, 300 g di riso a chicco lungo, 2 pomodori grandi maturi, uno scalogno, un pezzetto (1-2 cm) di zenzero fresco grattugiato, qualche foglia di basilico, olio extravergine di oliva, sale, pepe

- Lava bene i peperoni sotto l'acqua corrente, taglia le calotte ed elimina i semini e i filamenti presenti all'interno. Mettili in una pentola di acqua bollente salata insieme alle calotte e falli lessare per 6-7 minuti circa, poi scolali e posizionali a testa in giù in modo da fargli perdere l'acqua in eccesso.
- Nel frattempo fai cuocere il riso in acqua bollente salata, e scolalo qualche minuto prima del dovuto, poiché la cottura verrà ultimata nel forno.
- In una padella fai rosolare lo scalogno tritato in poco olio e aggiungi i pomodori tagliati a pezzetti e privati dei semini. Unisci il riso al pomodoro, aggiungendo il basilico spezzettato, l'olio, lo zenzero grattugiato, sale e pepe.
- Amalgama bene il tutto e riempi con il composto i peperoni fino oltre l'estremità; una volta imbottiti i peperoni, coprili con le calotte e spolverali con un pizzico di sale e un goccio di olio.
- Posiziona i peperoni su una pirofila foderata di carta da forno e inforna a 180 °C per 20/30 minuti (dipende dal forno) finché il riso non risulterà abbrustolito e la pelle dei peperoni non farà una crosticina.

PESTO DI PISTACCHI

una manciata di pistacchi preferibilmente non salati, un quarto di spicchio di aglio, un cucchiaio di parmigiano o pecorino grattugiato, olio extravergine di oliva, sale

• Frulla tutti gli ingredienti nel mixer, ad eccezione dell'olio, che farai scendere a filo finché il composto non diventa cremoso. Il pesto deve risultare grossolano, con piccoli pezzetti di pistacchio croccanti.

POLPETTE DI FAGIOLI

(Dosi per 2 persone)

100 g di fagioli cotti, mezzo limone, 50 g di pane di segale raffermo, prezzemolo, uno spicchio di aglio, rosmarino fresco, una manciata di semi di sesamo, olio extra vergine di oliva, sale marino integrale

• Frulla i fagioli fino a ottenere un composto denso. Aggiungi il succo e la scorza grattugiata del limone e frulla ancora.

• Versa il composto in una ciotola, aggiungi il pane di segale raffermo a pezzetti, il prezzemolo e il rosmarino tritati, il sale marino integrale e il succo di uno spicchio di aglio fresco (usa lo spremiaglio).

• Mescola e forma delle palline da passare nei semi di sesamo e cuoci in padella con poco olio extra vergine di oliva e un rametto di rosmarino fresco. Le polpette possono diventare un ottimo finger food.

POLPETTINE DI QUINOA ED ERBETTE

(Dosi per 4 persone)

250 g di quinoa, un l di brodo vegetale, 50 g di pecorino grattugiato, 100 g di pangrattato, 6 cucchiai di gomasio, una manciata di prezzemolo tritato, foglioline di timo, olio extravergine di oliva

• Lava la quinoa per eliminare le impurità. Mettila in una pentola e falla tostare per pochi minuti. Aggiungi il brodo vegetale e cuoci per 25 minuti, quindi spegni e lascia gonfiare per altri 10 minuti. Aggiungi il prezzemolo, il timo e il pecorino. Amalgama il tutto con un po' di olio.

• Confeziona delle palline grandi come una noce e mettile in frigorifero per 20 minuti. Passale in una miscela preparata con il pangrattato e il gomasio e falle cuocere in forno preriscaldato a 180 °C per circa 15 minuti.

PUDDING AI FRUTTI ROSSI

(Dosi per 4 persone)

500 g di frutti di bosco, 10 fragole, un cucchiaio di zucchero integrale, 3 cucchiai di acqua, 4 fette di pane integrale in cassetta

- Prendi una tazza grande da latte e foderala con pellicola per alimenti lasciandone fuori dalla tazza circa 10 cm (servirà per sfoderare il pudding dal classico formato a zuccotto).

- Metti in una casseruola acqua e zucchero: accendi il fuoco, fai sciogliere lo zucchero, aggiungi i frutti di bosco (non le fragole) e mescola bene per far venire fuori il succo.

- Dopo circa 5 minuti a fuoco lento, spegni il fuoco. Taglia a metà le fette di pane in cassetta ricavandone 8 triangoli.

- Fodera l'interno della tazza con 3 triangoli di pane. Schiaccia bene il pane e versaci il succo dei frutti di bosco, lasciandone da parte 4 cucchiai per guarnire.

- Aggiungi la metà dei frutti di bosco e le fragole lavate e tagliate a pezzetti. Poi ricopri con altri 2 triangoli di pane, unisci l'altra metà dei frutti di bosco e termina con gli ultimi 3 triangoli di pane. Non versare altro succo.

- Copri il pudding con una pellicola e mettilo in frigorifero per almeno 6 ore.

- Trascorso il tempo, versa il pudding sul piatto da portata, togli delicatamente la pellicola e guarnisci con il succo di frutti di bosco tenuto da parte.

PURÈ DI BIETA

Biete, aglio, olio extra vergine di oliva, sale

- Cuoci le biete fresche o surgelate, scolale dall'acqua di cottura, versale nel bicchiere del frullatore, aggiungi un pizzico di sale, olio extra vergine di oliva e aglio a piacere.

- Frulla fino a ottenere una crema densa.

RISO VENERE ALL'ARANCIA E GAMBERI

80 g di riso venere, 80 g di gamberi sgusciati, una zucchina, una manciata di pomodorini ciliegina, scorza e succo di mezza arancia, olio extravergine di oliva, sale, pepe, prezzemolo fresco

- Cuoci il riso venere seguendo le indicazioni indicate sulla confezione.
- Taglia i pomodorini a pezzetti, falli saltare velocemente in padella con un filo di olio e un pizzico di sale, e aggiungi i gamberi sgusciati.
- Taglia a julienne la zucchina e saltala in padella insieme ai gamberi e ai pomodorini per 2 minuti, mantenendo la consistenza croccante.
- Versa in una ciotola un po' d'olio, il prezzemolo tritato, il succo d'arancia e il pepe e mescola in modo da amalgamare tutti gli ingredienti.
- Quando il riso è pronto, scolalo, condiscilo con i gamberi e le verdure e aggiungi il condimento all'arancia. Solo prima di servire, aggiungi la scorza grattugiata dell'arancia e un pizzico di pepe.

TORTA SALATA AL PROFUMO D'ESTATE

(Dosi per 4 persone)

2 confezioni di pasta brisée integrale, 4 zucchine, una cipolla, 2 peperoni (rosso e giallo), 100 g di rucola, 200 g di tofu, 3 cucchiai di olio extravergine di oliva, sale, pepe, un mazzetto di basilico

- Lava e taglia le zucchine e i peperoni a cubetti, saltali in padella con la cipolla tritata e un filo d'olio.
- Frulla il tofu con l'olio, il basilico, la rucola, un pizzico di sale e pepe. In una ciotola unisci le verdure alla crema di tofu fino a ottenere un composto omogeneo.
- Stendi la prima confezione di pasta brisée integrale in una teglia rivestita di carta forno, bucherella il fondo con i rebbi di una forchetta e versa il ripieno distribuendolo in maniera uniforme.
- Copri il ripieno con la seconda confezione di pasta brisée, ripiega i bordi in modo da sigillare la torta salata e pratica sulla superficie dei piccoli tagli lunghi circa 2 cm ciascuno.
- Cuoci in forno per 35 minuti a 180 °C.

TORTINI SOFFICI ALLE CAROTE

(Dosi per 10-15 tortini)

220 g di farina 0, 80 g di farina di mandorle, 150 g di zucchero di canna, 2 uova, 100 ml di olio di semi di girasole, 400 g di carote, una bustina di lievito per dolci, la scorza grattugiata di un'arancia, un pizzico di sale

- Pela le carote e grattugiale finemente o passale nel mixer.
- A parte rompi le uova separando i tuorli dagli albumi e monta a neve quest'ultimi.
- Aggiungi ai tuorli le farine, lo zucchero, l'olio di semi, il pizzico di sale, gli albumi tenuti da parte precedentemente e per ultimi le carote grattugiate, il lievito e la scorza di arancia.
- Amalgama bene il tutto con una frusta elettrica fino ad ottenere un composto morbido e omogeneo.
- Versa circa un cucchiaio di composto in ogni pirottino, lasciando mezzo centimetro dal bordo, e cuoci in forno a 180 °C per 20 minuti.

TORTINO DI MIGLIO

50 g di miglio, un porro, una melanzana, una zucchina, mezzo peperone (rosso o giallo), 50 g di formaggio a pasta semidura (emmenthal o asiago), olio extravergine di oliva, sale, pepe

- Lava il miglio, scolalo e tostalo per 3 minuti in una padella antiaderente. Cuocilo in acqua bollente per 20 minuti.
- Nel frattempo, lava le verdure, tagliale a julienne e cuocile in padella con un filo di olio per 10 minuti a fuoco moderato.
- Preriscalda il forno a 180 °C. Una volta pronto il miglio, versalo in una ciotola, aggiungi le verdure e condisci con un pizzico di sale, olio, un pizzico di pepe.
- Fodera una teglia con carta forno, versaci il composto, aggiungi il formaggio a cubetti, mescola delicatamente in modo da incorporarlo bene al composto e poi livella tutto con il dorso di un mestolo.
- Cuoci in forno per circa 10-15 minuti.

VELLUTATA DI CAROTE E CECI SPEZIATA

200 g di carote, 50 g di ceci (già cotti), uno spicchio d'aglio, brodo vegetale, cumino, curcuma, coriandolo fresco, peperoncino fresco, succo di limone, olio extravergine di oliva, sale, pepe

- Lava, sbuccia e taglia a rondelle le carote. Mettile in una casseruola con uno spicchio d'aglio in camicia e un goccio d'olio.

- Fai soffriggere e poi ricopri le carote con il brodo vegetale. Elimina l'aglio, porta a ebollizione e poi abbassa la fiamma coprendo con un coperchio; lascia cuocere le carote per circa 30 minuti.

- Nel frattempo scalda in una padella un po' di olio con un pizzico di cumino e di curcuma macinati, una manciata di coriandolo tritato, peperoncino tritato dopo averlo privato dei semi e fai soffriggere a fuoco basso per un minuto.

- Aggiungi i ceci scolati e sciacquati e fai insaporire sul fuoco per circa 10 minuti. Togli dal fuoco e unisci mescolando il succo di limone e un pizzico di sale.

- Una volta cotte le carote, versale nel mixer e frullale con un po' di olio, sale e pepe. Versa la vellutata nel piatto e aggiungi sopra i ceci speziati.

VELLUTATA DI PISELLI, PORRO E MENTA

80 g di piselli freschi, un quarto di porro, qualche fogliolina di menta, un cucchiaio di semi misti a piacere (semi di papavero, di girasole, di sesamo, pinoli) olio extravergine di oliva, sale, pepe

- Fai sbollentare i piselli in abbondante acqua salata per qualche minuto. Nel frattempo, in una padella fai rosolare il porro affettato finemente in un po' d'olio.

- Scola i piselli, versali nella padella con il porro e condisci con sale, pepe e qualche fogliolina di menta, lasciandone da parte qualcuna per guarnire il piatto.

- Fai insaporire per circa 10 minuti e se necessario aggiungi qualche cucchiaio di acqua. Spegni il fuoco, versa il tutto in un contenitore dai boldi alti e frulla con il frullatore a immersione.

- Servi la vellutata guarnita con foglioline di menta fresca e semi misti.

ZUPPA DI CASTAGNE E CECI

5 castagne lessate senza pellicina, 60 g di ceci cotti, una patata piccola lessata, 2-3 cucchiai di pomodori pelati, un rametto di rosmarino, olio extravergine di oliva, sale, pepe

- Metti in un tegame un po' di olio e il rosmarino e fai rosolare. Aggiungi le castagne e i legumi, insieme alla patata a tocchetti e mescola tutto a fuoco medio.
- Aggiungi i pomodori pelati, il sale, un po' d'acqua (deve ricoprire a filo gli ingredienti) e cuoci fino a far amalgamare bene tutto e a ottenere una consistenza cremosa.
- Togli il rametto di rosmarino, aggiusta di sale e servi con una spolverata di pepe macinato al momento.

ZUPPA DI FARRO, ZUCCA E CAROTE

50 g di farro, 2 carote, mezza cipolla, 300 g di zucca a cubetti, 250 ml di brodo vegetale, rosmarino, olio extravergine di oliva, sale

- Fai rosolare in padella con un filo di olio, la cipolla tritata al coltello con una manciata di rosmarino spezzettato.
- Unisci le carote e la zucca, lavate, sbucciate e tagliate a pezzetti, e lascia cuocere per circa 10 minuti mescolando di frequente.
- Nel brodo cuoci il farro a fuoco moderato per circa 45 minuti.
- Unisci al farro il contenuto della padella, sala, mescola e servi la zuppa calda.

SITOGRAFIA

www.fondazioneveronesi.it

www.medlineplus.gov

www.humanitasalute.it

www.surgery.org (The American Society of Aesthetic Plastic Surgery)

www.sidco.it (Società italiana di dermatologia chirurgica e oncologica)

www.saniperscelta.com

RINGRAZIAMENTI

Ringrazio Irene Butta per avermi sostenuta con le ricerche, Giovanni Cacia per i consigli, Antonio Bartolini che mi ha dato la motivazione e mille idee (talvolta bizzarre) per continuare.
Liana Zorzi

Dedico questo libro al mio babbo e alla mia famiglia, perché possano essere loro più chiare le motivazioni del mio approccio "innovativo" alla medicina. Ringrazio i miei pazienti, perché ogni giorno mi insegnano l'importanza di non soffermarmi solo sul sintomo ma di ricercare l'equilibrio profondo della Salute.
Gian Paolo Baruzzi

SANI PER SCELTA è un progetto di divulgazione che usa un linguaggio chiaro e accessibile a tutti per la promozione di sani stili di vita. Nato come web-magazine nel 2012, il network Sani per Scelta affianca alla divulgazione in rete una serie di iniziative editoriali e culturali e, con l'attività di redazione e convegni pubblici, mette a disposizione di tutti consigli e informazioni per mantenersi in salute grazie alle buone abitudini e senza rinunciare ai piaceri della vita. Parte del network sono: il quotidiano online (http://www.saniperscelta.com/), le mini-guide, i social network, i salotti culinari, i corsi, i seminari e i workshop tematici.

Liana Zorzi, giornalista esperta nella divulgazione medico-scientifica, è Direttore di Sani per Scelta; collabora con importanti ospedali e giornali specializzati ed è relatrice in convegni su temi di salute, alimentazione e sani stili di vita. **Gian Paolo Baruzzi**, medico chirurgo esperto in medicina estetica, nutrizione, intolleranze alimentari e medicina naturale, è Direttore Scientifico di Sani per Scelta. Da molti anni si occupa di medicina antiaging e sviluppa progetti legati alle Medical Spa, alla genetica e ai cosmetici.

LA COLLANA SANI PER SCELTA

Una serie di quaderni operativi pensati per aiutarti a riconoscere i messaggi che il corpo invia, con consigli pratici, test e piani alimentari da seguire per ritrovare il tuo benessere.

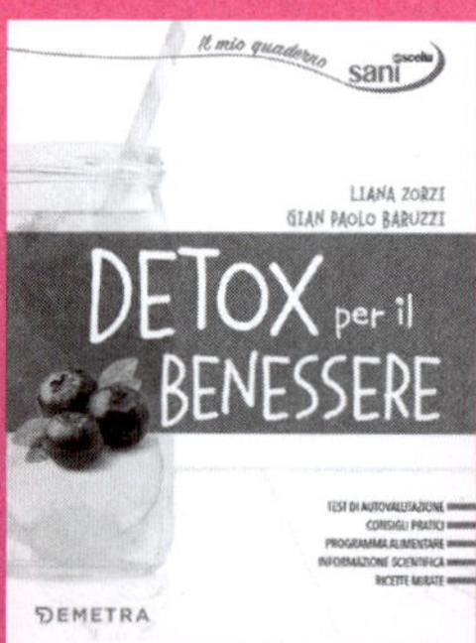

Detox per il benessere

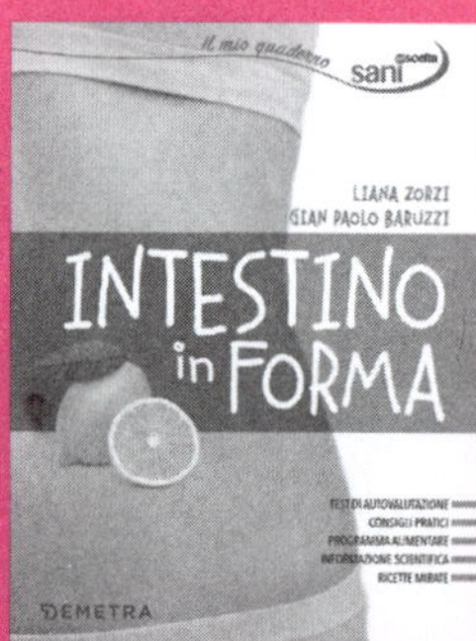

Intestino in forma

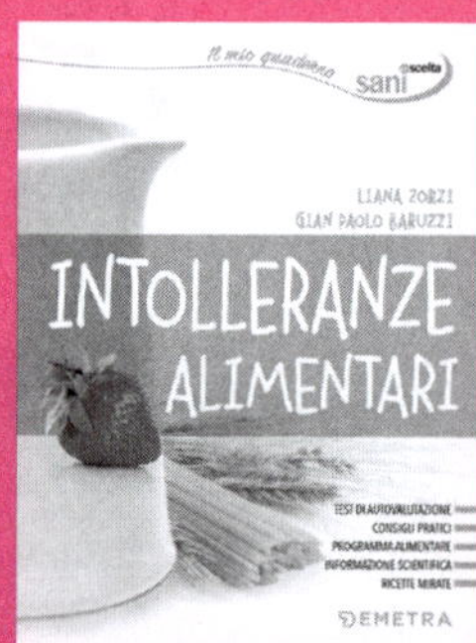

Intolleranze alimentari